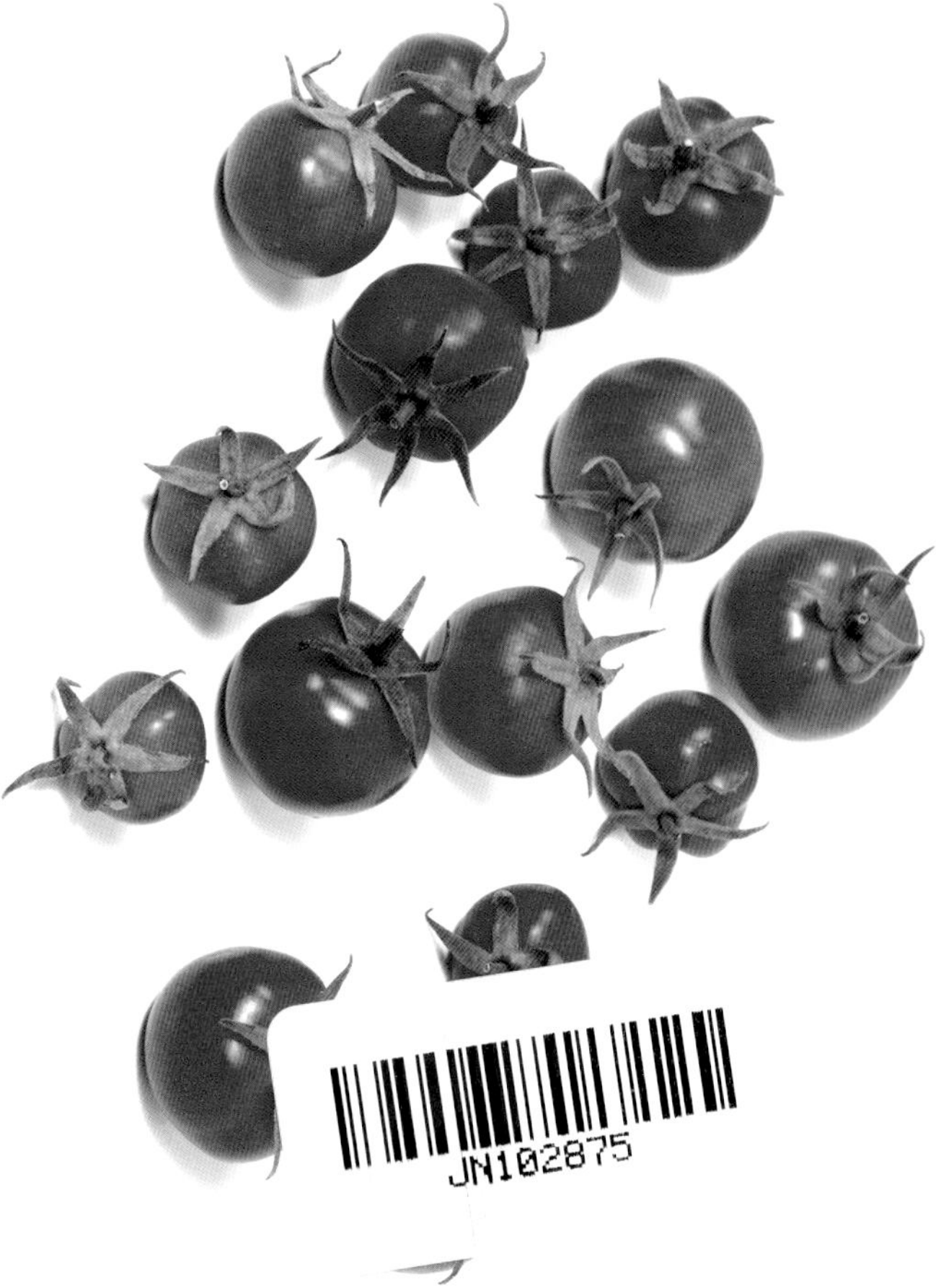

目の筋肉を鍛える写真

ミニトマトがいくつあるか、頭を動かさず目だけで
数えてみましょう！　眼筋が鍛えられ、脳の働きも活発になります！

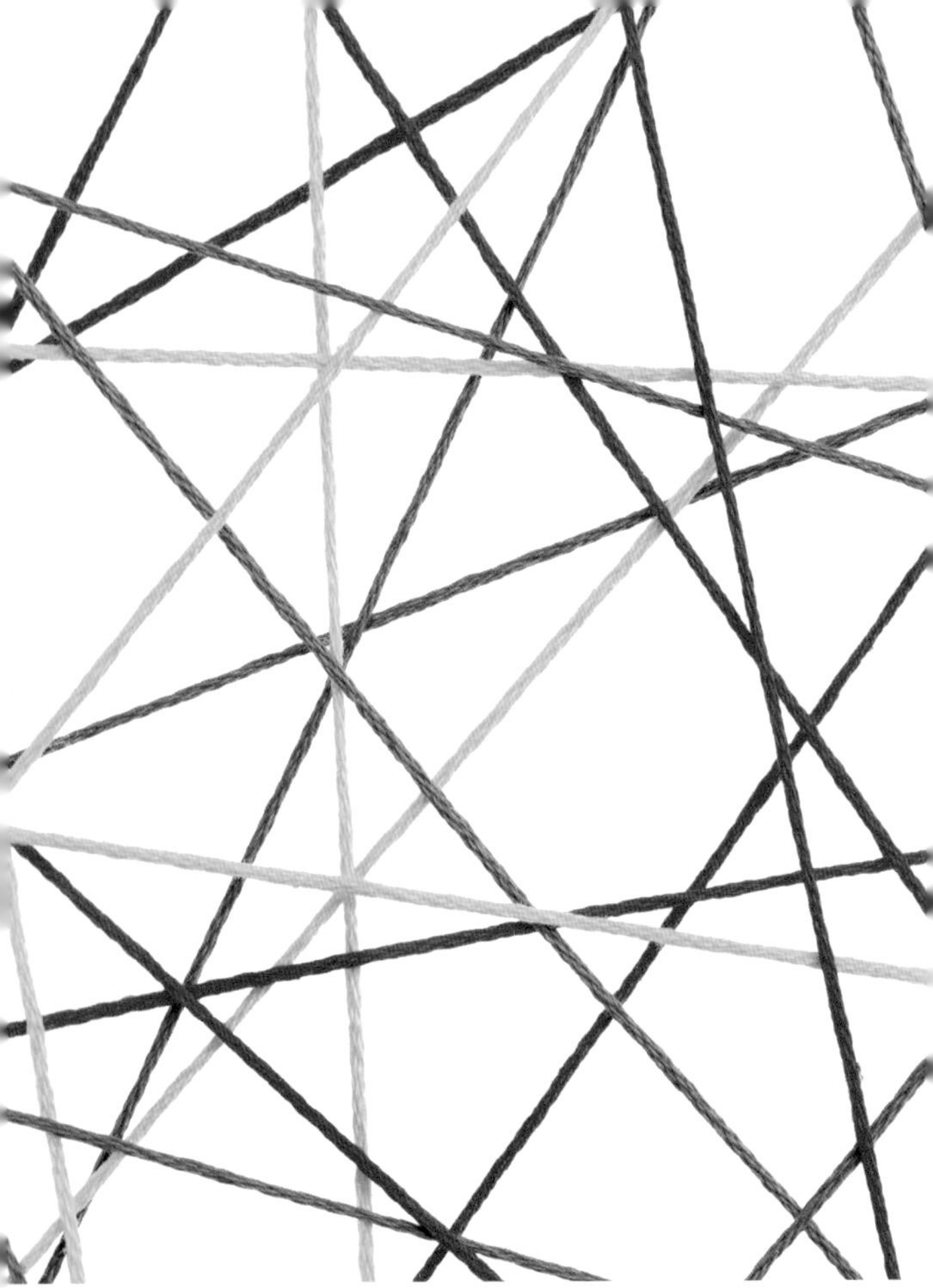

目の筋肉をストレッチできる写真

頭を動かさず目だけで糸を色々な方向からなぞってみましょう。
眼筋がほぐれ、目の血流がよくなります。

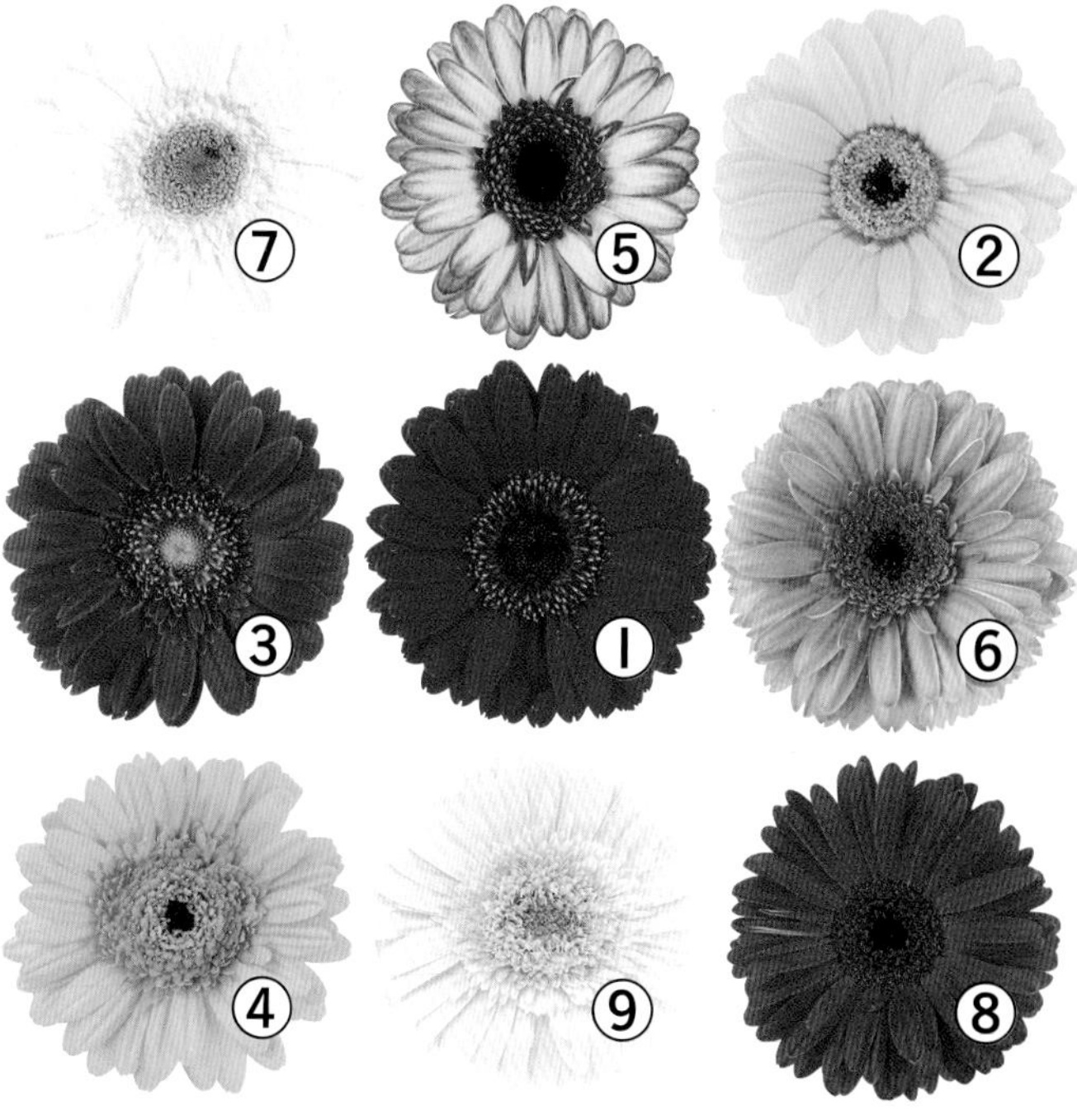

視野が広がる写真

頭を動かさず目だけで数字を順番に追ってみましょう。
眼筋がほぐれ、視野が広がります。
数字を逆から、奇数だけ、偶数だけ追うなど
色々試してみてください。

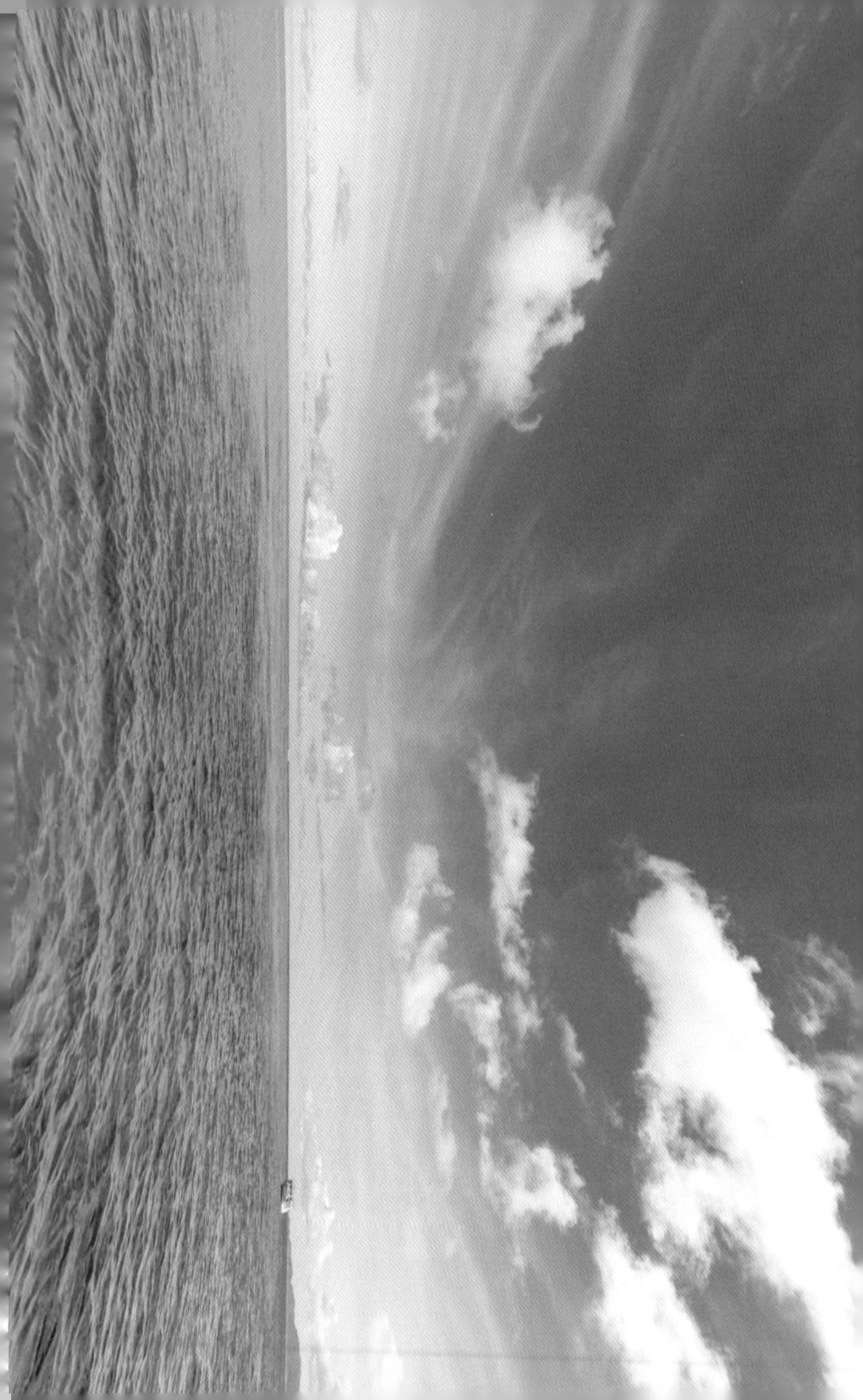

知的生きかた文庫

1日5分！ 老眼回復法

本部千博

三笠書房

はじめに

みなさん、こんにちは。

私は「眼科・統合医療 ほんべクリニック」の院長をしている本部《ほんべ》千博《かずひろ》です。

はじめてクリニックにいらっしゃった患者さんからすると、私はちょっと変わった医者にうつっているかもしれません。

早く眼鏡をつくりたがっている方や、疲れ目などで目薬が欲しいという方に、

「ちょっと待ってください。その前に……」

と、すぐ〝待った〟をかけるからです。

そして、目が悪くなった原因をいっしょに探りながら、できるだけ**自力での**

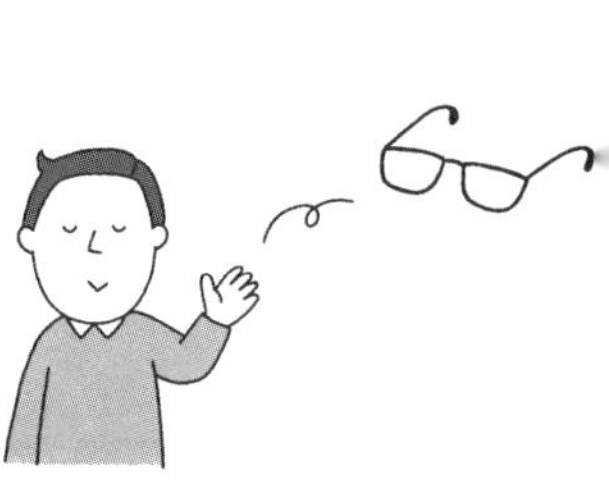

「視力回復法」を指導していきます。

◎視力は自力で容易に改善するもの

私のクリニックでは、「目」だけをどうにかしようとするのではなく、**「目」と「全身」の関係を重要視し、全体を診ること**を大事にしています。

これまで私は、さまざまな角度から、「視力回復」「視力低下予防」の研究を続けてきました。

もともと内科医だったこともありますが、その経験の中で医学書の公式にとらわれないやり方に可能性を見出し、中国やインドなどの伝統医学から体操、手技療法まで、いいものはどんどん治療に取り入れてきました。

すると、現代医学では「治らない」といわれていた従来の常識が次々と塗り替えられ、症状の改善が認められるようになっていったのです。

患者さんにも、できるかぎり、自宅で自分で視力を回復させる方法を提案してきました。実践してくださった方は、みなさん確実に結果を出しています。

そこで、本書をきっかけに、読者のみなさんにも「自力で目をよくすること」に目覚めていただきたいのです。

そうです。**視力はいつからでもよくなるもの、自力で回復できるものなのです。**

◎「老眼」だって必ずよくなる！

「老眼でもよくなるでしょうか？」

という方。もちろん、老眼も改善します。

正確にいえば、近くが見えるようになるということです。

すでに老眼鏡を使用しているという人も、あきらめる必要はありません。

そもそも、本などを裸眼で読むのに必要な「手元を見る視力（近見視力）」は、

0・5もあればいいのです。

子どもの頃と同じような見え方に戻すのは難しいですが、30歳の頃の見え方にするのはそれほど難しくはありません。

私自身、今まで眼鏡やコンタクトレンズのお世話になっていませんし、60代の今でも、老眼の気配もありません。


「老眼か……。私も年を取ってしまったなぁ」などと嘆いているだけで何の手立てもしないのは、とても残念なことです。

みなさんのまわりに、「老眼がはじまってからめっきり老け込んでしまった」という人はいませんか？

「目がよく見えないから……」と読書好きだった人がぼーっと過ごすようになったり、社交的で外出好きだった人が家に閉じこもるようになったり……。

こういうことはよくある話です。

後ほど詳しく述べますが、「目」と「脳」は密接に関係しています。

「目」からの刺激が少なくなると、「脳」は途端に働きが悪くなります。視力の悪い人は、いい人の約2倍、認知症の発症リスクが高いという研究データもあります。

脅かしたいわけではありませんが、**老眼をそのままにしてボンヤリと世の中を見ていると、「ボンヤリとした脳」になってしまいます。**

でも、安心してください。**老眼は誰でも、何歳からでも改善します。**

本書では、「ほんべ式視力回復法」の中から、とくに老眼に効果があると思われる方法を厳選していますが、これらは近視、遠視、白内障、緑内障、眼精疲労……の予防・改善にも効果が期待できます。

メソッドやトレーニングといっても、難しいことは何一つありません。

みなさんが楽しみながら続けていけるよう、さまざまな工夫を施《ほどこ》しました。

また、巻末には4章でご紹介する「はかるだけ！　視力回復法」に使用する「検査シート」がついています。このメソッドは、老眼の予防・改善はもちろん、重大な目の病気の発見・予防にもたいへん役立つ方法です。

ぜひ、ご家族いっしょに楽しみながら試してみてください。

視力を回復させる仕組みは、実は、とてもシンプルです。

今は、自宅で手軽に視力を改善できる時代です。

ぜひ、あなたも今日から本書のトレーニングを実行し、老眼回復の〝気持ちいい変化〟を実感してみてください。

まずは、本書冒頭の口絵にあるカラー写真を見ながら、試しに目を動かしてみましょう。これだけでも、目の緊張がとれ視界がクリアになるはずです。

さあ、今すぐ「老眼回復」はじめましょう！

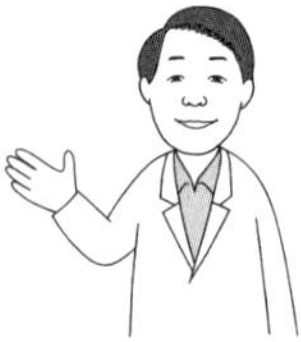

本部千博

もくじ

序章 知らないと一生の損！
老眼は、誰でも、何歳からでも治せる

第1章

老眼にならない人・老眼が進む人 老眼が自力で簡単に改善するメカニズム

第2章

1日5分で驚きの効果！自宅で手軽にできる「老眼」回復トレーニング

第3章

目が疲れず、眼鏡が一生いらない！「目の調子がいつもいい人」に共通するライフスタイル

第4章

白内障・緑内障・加齢黄斑変性症の発見・予防にも！【検査シート付】「はかるだけ」で脳が活性化、目がどんどんよくなる！

巻末に「検査シート①～⑤」、「ピント調節力を高める『不思議議絵（チベットホイール）』」がついています。

編集協力◎櫻井裕了
イラスト◎平井きわ
口絵写真提供◎allaordatiy・akiyoko・Elena Schweitzer・tayukaishi／stock.adobe.com

序章

知らないと一生の損！
老眼は、誰でも、何歳からでも治せる

「目の老化」は20代から
どんどんはじまっている

◎「新聞のテレビ欄」30センチ離して読めますか？

「老眼＝近くが見えづらくなること」と思われがちですが、実はそれは症状の一つにすぎません。

そもそも老眼は、水晶体《すいしょうたい》と呼ばれる目のレンズの硬化や目の筋肉の緊張や衰えによって、**ピントを調節する能力（ピント調節力）が低下すること**なのです。

このピント調節力の低下によって、近くがぼやける、目が疲れやすくなる、目がかすむ、などの症状があらわれます。

一般的に症状は40代以降にあらわれますが、本当は、老眼はそれ以前からゆっくりと進行しています。

驚かれるかもしれませんが、**目の老化は、なんと20代からはじまっているの**です。つまり、自覚症状が表に出るまでに20年以上を要するわけで、「あれっ」と思ったときは本格的な老眼になっています。

巻末につけた「検査シート②〈老眼用〉視力表」で現在のあなたの目の状態を確認できます。

もっと手軽に知りたい方は、まず細かい文字の見え方を自分で観察してみるといいでしょう。

とくに、自己チェックのツールとして役立つのが次の文字です。

・新聞の株式欄やテレビ欄

・レシート
・スマホなどの契約書
・食品パッケージの成分表や注意書き

これらが今あなたの身近にあれば、試しにこの場で、裸眼で「見え方」をチェックしてみてください。

30センチほど離して見てみましょう。

いかがですか？　よく見えますか？　これより遠くに離したほうがよく見えるということはありませんか？

私のクリニックでも、簡易な老眼テストとして、これらの文字のサンプルを見ていただきます。

この中でも字の細かい新聞の株式欄がラクに見えていれば、今のところ心配はありません。本書を読んで予防に努めましょう。

もし、距離を離さないと見えにくいようであれば、すでに「近くを見る視力」は落ちていると思われます。

また、**テレビ欄や食品パッケージの裏書きは難なく読めても、株式欄が見えづらいという方は、小さい文字からピントが合いづらくなっていて、「老眼が進行中」**と自己診断できます。

遅くとも医薬品などの「添付文書に書かれている極小の文字が見づらい」くらいのところで手を打てれば、老眼鏡に頼る手前で回復させることもできるのです。

◎「近視の人は老眼になりにくい」のウソ

よく、「近視の人は老眼になりにくい」とまことしやかにいわれていますが、それは本当でしょうか？

これは残念ながら本当のことではありません。

近視の人は、**「老眼に気づきにくい」**が正解です。

近くが見えにくくなっても「近視が進んだかな」と思ったり、眼鏡を外せば近くが見えるようになるので気にならなかったりと、気づくタイミングが遅れているだけなのです。

ようやく症状を自覚して眼科に行ったら、「老眼です。早く老眼鏡を」とすすめられるままに老眼鏡をつくって、そのまま手放せなくなる、というのが従来の老眼が進むパターンでした。

目がいい人にも、近視の人にも、遠視の人にも、老眼は誰にでも、加齢と共に起こります。先ほどお話ししたように、「老眼＝近くが見えづらくなる」だけで判断していると、手遅れになるほど進行してしまいます。

繰り返しますが、近くが見えにくくなるのは、あくまでも症状の一つです。

大事なのは、**遠くのものでも、近くのものでも「ピントを合わせられるかどうか」**ということを覚えておいてください。

◎こんな症状があったら、
目の老化が進んでいるかもしれません

- □ 新聞や書類などを知らず知らず目から離して読んでいる
- □ 近視の眼鏡を外すとよく見える
- □ 部屋の中が今までよりも暗く感じる
- □ なんとなく、かすみがかかったように見える
- □ 文字を読み間違うことが増えた
- □ 夜、街灯や車のヘッドライトがやけにまぶしい
- □ ふいに遠くを見たとき、ピントが合うのに時間がかかるようになった
- □ 目が疲れる
- □ スマホの画面が見にくい
- □ 昼間は平気なのに、朝と夜は文字が読みにくい
- □ 肩こりが頻繁に起こる
- □ 細かい作業が苦手になった
- □ 動いている電車や車に書かれた文字が読めない
- □ ちょっとした段差につまずきやすくなった

今、30代で老眼になる人が増えている

◎まさか、私が!?——スマホ老眼

実は、つい先日のこと、30代半ばを過ぎた女性の患者さんが、

「近くがぼやけるようになって……」

と診察にみえたのですが、検査の結果、すでに老眼がはじまっていることがわかりました。なんと、その時点で初期を過ぎた人がかけるプラス2（中等度）の老眼鏡が必要になっていたのです。

「まさか、私が老眼に!?」

さすがに本人もひどくショックを受けていましたが、最近はこのように**「老化」という言葉がピンとこない年齢で、早々と老眼の症状があらわれるケースが増えています。**

四六時中パソコンやスマホの液晶画面を見続けるという、目にとって過酷な労働環境が、老化を早める主因になっているのでしょう。

◎目のアンチエイジングも、早ければ早いほどいい

もう一度いいますが、目の老化は20代からはじまっています。

よく「25歳はお肌の曲がり角」といいますが、目も同じです。

肌の場合、10代の頃はピンと張ってみずみずしかったものが、20代半ば頃から睡眠不足のときに回復しづらかったり、化粧のノリが悪くなるなど、小さな変化が気になり出すのではないでしょうか。

目も同じで、**一般に25歳を過ぎると調節機能が徐々に低下し、たとえば徹夜明けなどはピントが合いづらくなるなどの変化があらわれます。**

といっても、よほど無茶をしないかぎり、変化は急激には起こらないため、気づかないうちに悪化させてしまうのです。

老眼の症状があらわれる年齢は、個人によって30代から50代までかなり差があり、中には60歳を過ぎても80歳になっても自覚症状があらわれない人もいます。

この差は、

「それまでの人生で、どんな目の使い方をしてきたか」

によります。

「まだ若いから平気」と過信して目を酷使すれば老化が早まり、40代までもたなくなってしまうし、いい習慣を身につけて目を大切に扱っていれば、長持ちします。

視界のゆがみ、光のまぶしさ……あなたは大丈夫？

◎障子の桟《さん》がゆがんで見えたら要注意！

「ただの老眼か疲れ目かな？」と思っていたら、実は他の目の病気が進行していることもあります。高齢になるほどその確率は高くなります。

たとえば、昔からよくいわれているのが、

「障子の桟がゆがんで見えたら注意！」

という警告です。

障子や四角い窓枠など格子状のモノを見たとき、直線がちょっとでもゆがんで見えたら、**「加齢黄斑変性症《かれいおうはんへんせいしょう》」**という病気のお知らせかもしれません。

読んで字のごとく「加齢黄斑変性症」は、網膜（光を感じる神経の膜）にある黄斑部（網膜の中心部）の加齢現象で、**視界の中心部が見えづらくなるため、モノがゆがんで見えたり、ぼやけたり、欠けたりといった視力低下が起こります。**

また、**「糖尿病性網膜症」**という糖尿病の合併症の一つが進んでも、同様にモノがゆがんで見えたりすることがあります。

「網膜前膜《もうまくぜんまく》（黄斑前膜）」も同じゆがみなどの症状があらわれますが、こちらは網膜の表面に薄い膜が張り、この膜がシワをつくることでゆがんで見えたり視力が低下したりする病気です。

この他、加齢と共に起こりやすい目の病気といえば、水晶体が濁る**「白内障」**と、視神経の障害から視野が欠けてしまう**「緑内障」**がよく知られています。

「霧がかかったように目がかすむ」

「モノがぼやけて見える」

「光が強い場所だとまぶしくて見えづらい」

「二重、三重に見える」

「眼鏡をかけても見えづらい」

……などの症状があれば、「白内障」が疑われます。


「視野の一部が欠けた感じ」

があれば「緑内障」が疑われます。


いずれの病気も、老眼や疲れ目などと似た症状があらわれるので混同しやすく、しかも、ゆっくり進行するので、初期段階で気づきにくい点が同じです。

多くの方は自覚症状が出てから対策を考えるので、早期回復のきっかけを逃してしまうのです。

◎早期発見が遅れるのは、左右の目で補い合うから

しかも、普段「両目」を使ってモノを見ていることも、早期発見を遅らせる要因です。

目は左右で補い合って「見る」ので、片方の目が悪くなっていても、一方がカバーして「両目ともクリアに見える」と錯覚することはよくあります。

そこで、「老眼回復」の実践に入る前に、目の不調を早期に発見する、ごく簡単な方法として、**「片方の目で見る」**ことをやってみましょう。

巻末の「検査シート③～⑤」を使うと、より本格的な検査ができますが、もっと手軽に知りたい人は、加齢黄斑変性症をチェックする方法として、手近にある障子や四角い窓枠など、部屋の中の格子模様を探し、一方の目を隠した状態で、片方ずつ見てみてください。

もし異常があれば、両目ではなかなか気づけなかった異変に「あれっ」と気づくことができます。

白内障や緑内障も同様で、壁にかけたカレンダーでも時計でも、同じ対象を片方の目で交互に見てみると、「左目の（または右目の）見え方がちょっと変だ」ということがわかりやすくなります。

加齢黄斑変性症や緑内障は失明のリスクもある病気ですから、どんな小さな変調でも、気づいたらすぐ、眼科で診察を受けるようにしてください。

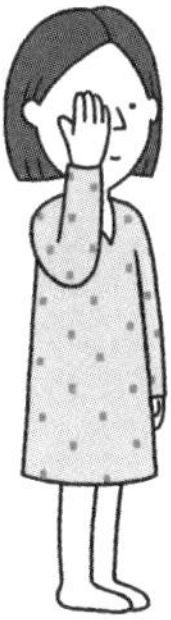

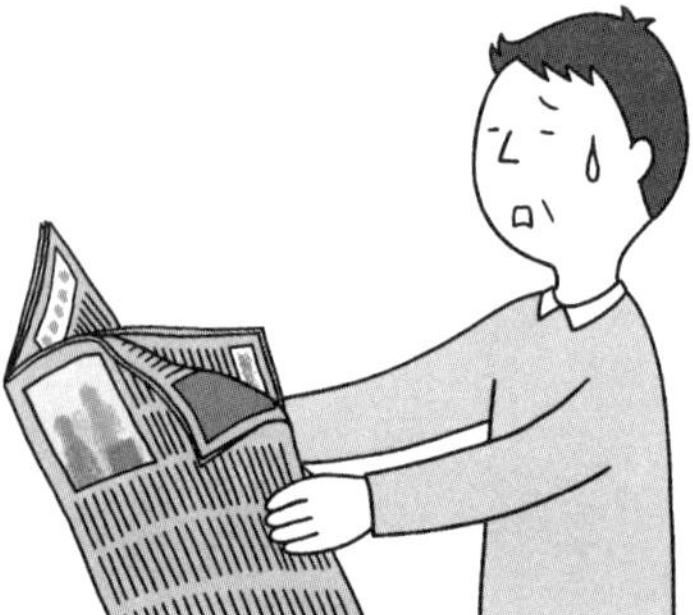

第1章

老眼にならない人・老眼が進む人

老眼が自力で簡単に改善するメカニズム

取り扱いに厳重注意！目は一生モノの〝高機能カメラ〟

◎モノが見える仕組みを知っておこう

「さっそく、老眼回復トレーニングを開始しましょう！」といいたいところですが、その前に「なぜ、老眼になるのか」「どうすれば老眼は治るのか」、その仕組みを簡単にご説明しておきましょう。

トレーニングの効果を最大限にするために必要な知識ですが、すぐにでもトレーニングを開始したいという人は、次章に進みましょう。

私たちは、生まれたときからすぐれた〝オートフォーカスカメラ〟を持っています。そのカメラこそ「目」です。

新生児の目はフォーカスがぼやけていますが、成長と共にその性能が上がり、遠くにも近くにも焦点が合ってきます。

「健康な目」とは、まさにこれ。

裸眼でどこを見ても何の違和感もなく、何も気にせず生活できる目のことです。

そして、ほとんどの人は幼少期の頃は、健康な目を持っていたはずなのです。


私たちの目がどれほど優秀なのか、簡単に仕組みを見ておきましょう。

まず、カメラのレンズにあたるのが「**角膜**《かくまく》」と「**水晶体**」。

絞りにあたるのが角膜と水晶体の間にある「**虹彩**《こうさい》」（瞳孔《どうこう》）。

水晶体を支える毛様体《もうようたい》にある「**毛様体筋**《もうようたいきん》」という筋肉がオートフォーカスにあたります。

そして、眼球奥の「**網膜**」がフィルムの役割をします。

人の眼球は、大人で25ミリ程度ですが、このたった10円玉程度の大きさの中に、

【眼球の構造】

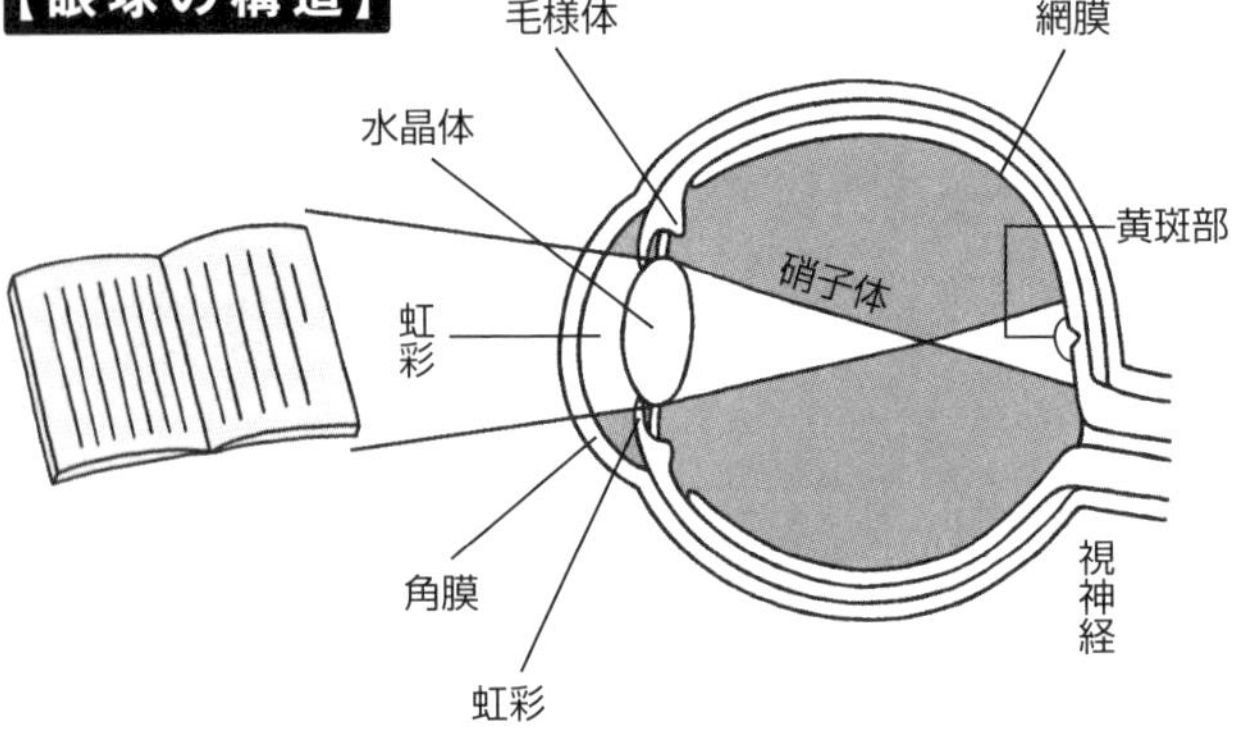

すぐれた部品がぎゅっと詰まっています。
たとえば今、あなたはこの本を見ていますよね。なぜ見えるのか、簡単にいうと、

①光が目の表面の「角膜」に入り、内側に光を屈折させます。

②虹彩（瞳孔）で光を調節し、水晶体でピントを調節します。

③網膜に光が届き像を結びます。しかし、網膜に映る像は実際の像とは上下左右が逆なので、これを脳が修正します。

自動的にピントが合うのは、「虹彩」と水晶体のまわりにある「毛様体筋」のおか

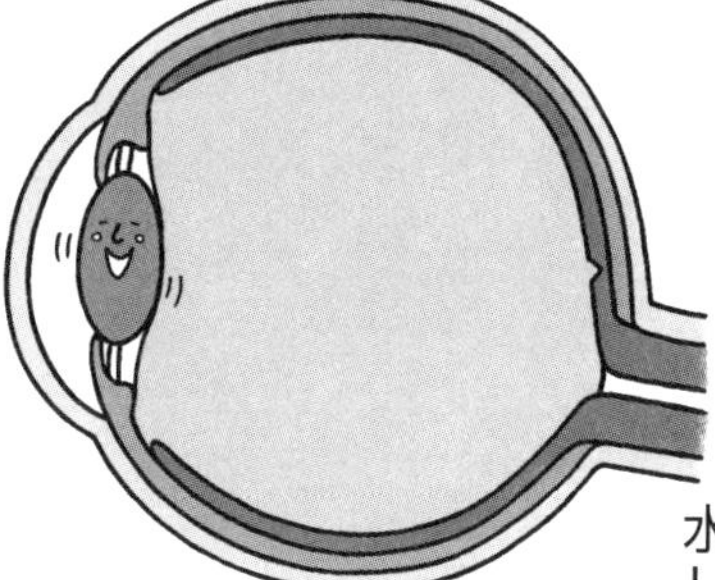

水晶体の
しなやかさが
ピント調節力のカギ！

げです。

虹彩が「瞳孔（黒目の部分）」の大きさを変えて光の量を調整し、毛様体筋が水晶体の厚さを調節することで、一瞬で像が映し出されるのです。

この水晶体の厚さは、**近くを見るときには、毛様体筋が収縮するので厚くなり、反対に、遠くを見るときは、毛様体筋の緊張がゆるむので薄くなっています。**

そして、視神経がその像を読み取り、脳との連携によって〝見えている〟のです。

あなたの目は、こうして四六時中、各部品を働かせているのです。

カメラは使うときだけ取り出しますが、目はフルタイムです。

見たいものにピントを合わせるたびに、目の筋肉でレンズの厚みを変え、見え方を調節しています。

ただ生活するだけでもかなりの労働をこなしているにもかかわらず、正しく使えば、80年でも100年でも長持ちするわけですから、正真正銘の高機能カメラ、一生モノの宝物です。

なぜ、老眼になるのか・治るのか

①いちばん影響を受けやすい水晶体

序章で、老眼は**「ピント調節能力が低下した目」**というお話をしました。
ここでは簡単にそのメカニズムをご紹介しましょう。

人間の目で〝レンズ〟の役割をする「水晶体」。
遠くの山にも、手元の小さな文字にもピントを合わせられるのは、この水晶体があるおかげです。

水晶体は両面が凸レンズ形で、中は弾力性があるジェル状になっています。

密閉された袋状に、このジェル状のものがパンパンに詰まっているとイメージするとわかりやすいでしょう。

大事なことなので繰り返しますが、水晶体は、水晶体を支えている「毛様体」にある「毛様体筋」という筋肉が伸び縮みすることで、厚くなったり、薄くなったりします。

近くを見るとき水晶体は厚くなり、遠くを見るとき水晶体は薄くなります。

若い頃は、水晶体はとても柔軟です。厚くも薄くもなるので、遠くにも近くにも素早くピントを合わせられます。

しかし、加齢と共に水晶体は徐々に硬くなっていきます。

残念なことにこれは多かれ少なかれ、誰も避けることはできません。

水晶体が硬くなると、毛様体筋の「収縮と弛緩」の作用がうまく伝わらなくなるため、ピントの調節力が下がってしまいます。

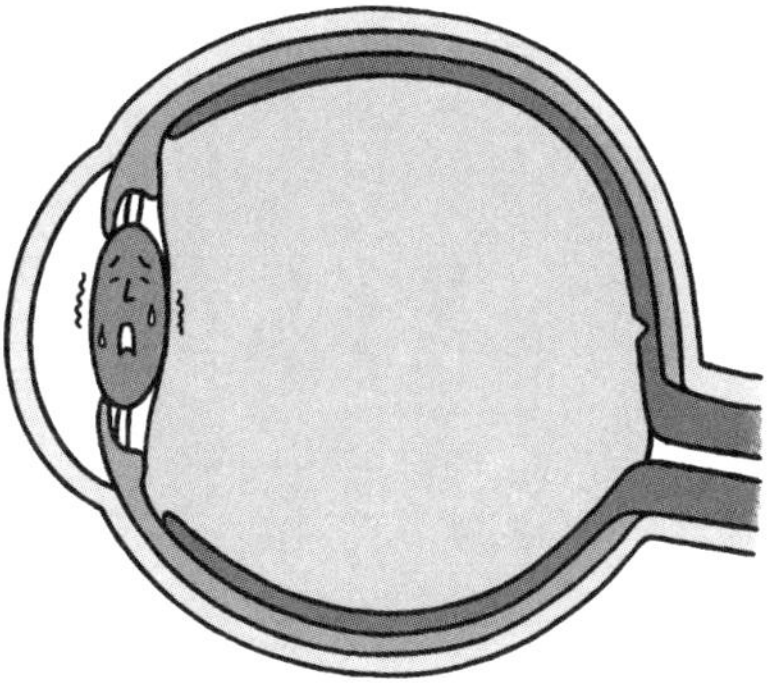
水晶体が
加齢によって硬く
なると、
ピント調整力が
落ちる……。

こうして、「老眼」が起こるのです。

つまり、老眼のいちばんの原因は「水晶体の硬化」、つまり水晶体の老化なのです。

②「毛様体筋」が衰える

さらには、**「毛様体筋」の筋力そのものが衰えてしまう**のも老眼の原因になります。

毛様体筋も筋肉なので、他の筋肉同様、加齢と共に衰えていきます。

それに加え、近くを見続ける生活が過度に続くと、毛様体筋は常に緊張した状態でいるため、疲労してしまいます。

たとえば、重いカバンをずっと持っていたら腕の筋肉はカチカチに固まってしまい、疲れますね、それと同じです。

そもそも、**私たちの目は、遠くのものを見るようにできており、パソコンやスマホの画面などを長時間見続けるのは、目にとってはかなりの重労働**なのです。

もちろん、筋肉は縮んだら伸びる柔軟性を備えていますが、縮ませている時間があまりに長いと凝り固まって、元に戻りづらくなります。

すると、ピント調節がうまくできなくなり、老眼を招いてしまうのです。

また、毛様体筋が機能しなくなると、眼球内を満たしている「房水《ぼうすい》」というリンパ液の入れ替わりがスムーズにいかなくなります。

房水には、目の隅々に栄養を届けたり、眼球内の圧力（眼圧）を調整するという大切な役割があり、目のクリーナーとしても役立っています。

ですから、房水が滞ると、目が栄養不足になったり、老廃物がたまって目の血流が悪化したり、視力の低下を進行させる原因になります。さらに、房水がうまく循環しないと目のレンズ（水晶体）が濁り、白内障の原因に。

また、筋肉疲労が度重なると房水が漏れ出てきて眼圧を押し上げ、表面の角膜を突出させるという現象が起こります。これが、近視や乱視の原因となります。

③目の「血流不足」

毛様体筋がずっと緊張していると、目のまわりに複雑に張り巡らされた毛細血管が圧迫され、**「血流不足」**という重大な問題も発生します。

しかも、目は体の末梢にあり、小さな目玉の中に細かい毛細血管が入り組んでいるため、もともと血流不足になりやすいのです。

慢性的な血流不足になれば、目に栄養が行き渡らず、ピント調節機能もさらに衰え、次から次へと悪循環に見舞われてしまいます。

このように、**目の老化には、血流のよしあしが大きく関わってきます。**

体を動かさないと血の巡りが悪くなることは、みなさんご存じでしょう。目は体の一部分ですから、全身が血行不良になれば、目の血流も悪化します。

とくに、首のコリ、肩のコリは目の老化に直結します。

もし首の骨（頸椎《けいつい》）がゆがんで一部が圧迫されると、目や脳への血流が減少してしまいます。これでは目の健康を保つことはおろか、目だけでなく、脳の老化を加速させる原因となります。

血流不足と目の健康は重大な問題ですので、47ページ以降でじっくりお話しします。

④脳が衰える

「はじめに」でも述べましたが、老眼、近視にかかわらず、視力が落ちて「見る」ことに消極的になると、脳の働きも低下し、距離や奥行きなど立体的にものを見る力も衰えてしまいます。視野も狭くなっていきます。

そうすると、ますますものを見ることがなくなり、ますます脳が衰えるのです。

＊

以上のように、老眼は、加齢のせいだけでなく、**筋力の低下や血流不足**などさまざまな要因によって起こります。

しかし逆をいえば、加齢は止められなくても、**他の原因を自分で改善する方法を取れば、老眼の進行を抑え、視力を回復させることも可能になる**のです。

そのためには、まず、目の筋肉疲労の原因であるスマホやパソコンなどの長時間の使用をやめること。暗い場所で作業をしないといった日常生活を心がけることが大切です。

これに加え、

①目の筋肉の緊張をほぐして柔軟性を高める
②ピント調節力を高める〝眼筋トレーニング〟をする
③血流をよくする

この3つを行うことで、積極的に「老眼回復」がかなうのです。

目のトレーニングといっても、難しいことは何一つありません。楽しみながらできて、心地よいものばかりです。

早い人は、1週間で視界が変わってくるでしょう。

体が冷えている人は目も冷えている!?

◎冷え性の人は目の病気になりやすい

「冷え性の人は目の病気になりやすい」といったら驚かれるでしょうか。

実は、冷えと目の疾患は大いに関係があります。

たとえば、視野が欠けてしまう「緑内障」の患者さんで、とくに正常眼圧緑内障の方には、極度の冷え性で低体温の方が多く、平熱が35度台という人が珍しくありません。

ですから、現時点で目の不調は感じていなくても、「ソックスを重ね履きしても、足が冷たくて……」と、冷え性を自覚している人は要注意です。

そもそも「冷え性」とは、全身の血の巡りが悪くなった状態です。手足に冷えを感じやすいのは、体の末梢ほど血管が細くなり、血流が滞りやすいからです。そして、目も末梢器官です。

手や足の冷えを感じたら、目も血流不足になっているというお知らせなのです。

では血流が悪いときの体とは？

血流不足は、車の運転にたとえれば渋滞が延々と続いているような状態です。各細胞に栄養や酸素を届けられず、排出もままならない状態ですから、不要なごみ（＝毒素）がどんどんたまっていきます。

すると、老廃物の処理に欠かせないリンパ液も巻き込まれ、渋滞が悪化します。これは、生命活動のピンチです。

目が血流不足になれば、前述したように眼球内のクリーナーであるリンパ液（房水）が淀んでしまい、さまざまな目の疾患を呼び込みます。

「緑内障」を例にとると、淀んだ房水が停滞して眼圧が上がり、視神経が圧迫されることが原因です。

一方、同じ緑内障でも、眼圧には問題がない「正常眼圧緑内障」も昨今増えつつあります。

これは、栄養がとり込めないことで視神経自体が弱り、眼圧に耐えきれなくなって発症します。いずれも発端は血流不足です。

初期症状はほとんどなく、じわり、じわりと何年もかけて静かに進行し、失明などの非常に重い症状に至るのが、緑内障の怖いところです。

白内障と白髪の原因は同じ

◎頭皮が硬い人は「目のトラブル」に注意

シンプルに考えれば、**ほとんどの病や老化のきっかけは「血流不足」からきています。**

目と髪のトラブルも、一見関係なさそうですが、原因をさかのぼって見ていくと、同じ血流の問題にたどりつきます。

先日も、ある患者さんが、

「私、髪の毛がかなり危ないんです……」

と、抜け毛の悩みを打ち明けてくれました。

私のところでは、目の不調を全身から診ていくため、眼科以外のさまざまな相談を受けるようにしています。

さっそく患者さんの頭皮を診てみると、「やはり……！」でした。

まず、頭の皮がガチガチに硬いのです。しかも、触れた途端、皮膚が薄くなっていることもわかりました。これこそ、血行不良が起こっているサインです。


健康な頭皮は充分な厚みとスポンジのような柔軟性がありますが、トラブルを抱えた頭皮はこわばっていて、指で押しても石のように硬くなっています。

このような頭皮のまわりは血流が停滞ぎみなので、毛根部まで栄養が届かず、抜け毛が増えやすくなります。また、髪の色素成分であるメラニンの生成にも支障をきたし、白髪も増えやすくなります。

頭と目は隣接しているので、一方のコリはすぐにもう一方に影響します。

「この頃、髪に元気がないなぁ」

そんなことを感じたら、目のトラブルにも注意です。

「白内障」も「白髪」も、根本的な原因は同じです。

50代の半数以上がかかるといわれる白内障は、「かすむ、ぼやける、まぶしい」などの自覚症状が出てから気づく方が多いのですが、そこに至るまでにいくつかの前段階があります。

まず、水晶体のレンズが濁る原因はさまざまありますが、その原因の一つが、目の中を満たしているリンパ液（房水）が淀んでしまうことにあります。

なぜ淀んでしまうかは前述しましたが、発症までの経緯を逆から見ていけば、やはり血流不足にたどりつくわけです。

慢性的な血流不足になると、白内障の前段階ともいえる「老眼」にもなりやすくなり、若くして「老眼→白内障」へ突き進んでしまうこともあります。同じように、血流不足をきっかけに、若くして白髪があらわれることもあります。

視界がゆがんで見える「加齢黄斑変性症」（28ページ）は、網膜の血流不足によって老廃物が停滞した結果です。緑内障や白内障と同様、加齢と共にあらわれやすくなりますが、どんな年齢であれ「若いからまだ大丈夫」と甘く見てはいけません。

このように、血流不足のリスクは計り知れません。

放っておくと、目も、体も、あちこち共倒れになってしまうことを、ぜひ頭に留めておいてください。**筋肉のコリ、血流不足、リンパ液の停滞、冷え……病はすべて一つのつながりの中で起こっているのです。**

「目のコリ」はわかりづらくても、「手足の冷え」や「頭のコリ」は体感や触診でチェックできます。

この警告を見逃さず、早めにケアをはじめましょう。

全身の血流がいいと、目もよくなる

◎「視力回復のコツ」は「血流改善」

視力回復には**「全身の血流をよくすること」**がいかに大切か、おわかりいただけたでしょうか。

血行不良で冷えた体は、さまざまな病気予備軍ともいえる状態なので、早く手を打てば、眼病だけでなく多くの病気を遠ざけることができます。

そこで私は、ライフスタイルの改善や運動など、さまざまな角度からの血流改善の指導も行っています。

血液の流れは川の流れにたとえるとイメージしやすいでしょう。

私たちの体内には「血液」と「リンパ液」という2つの川が流れ、これらが淀みなく流れていることが理想です。

2つの川はつながっていますから、血液循環がよくなればその効果はリンパの流れにもおよび、必要な栄養はとり入れ、不要なものは排泄できるバランスのいい体が維持できます。

すると、目の周辺の流れもよくなり、視力にもいい影響があらわれます。

逆に、川にヘドロがたまれば、あちこちの流れが詰まってしまい、体は疲れやすくなり、免疫力も下がって病気にかかりやすくなります。そして、免疫力が下がった状態で一度体調を崩すと、治りにくくもなります。

これは一つの事例ですが、私のところには結膜下出血で白目が赤くなった患者さんがよく来院されます。

この白目の赤みは、放っておけばだんだん消えていきますが、人によって治る速度が全然違うのです。

早く治るか長引いてしまうかは、そう、血流次第です。つまり、

治りにくい体＝血流が悪い
治りやすい体＝血流がいい

ということになります。

血液がサラサラ流れている体は、不要な毒素をすみやかに排出でき、解毒《げどく》もスムーズなので、病気にかかりづらく、発症してもすぐに回復します。

逆に、血流の悪い体は、栄養不足、酸素不足に陥りやすく、不要なものもため込むため、病気にかかりやすく、一度病気になると治りづらいのです。

しかも、薬を飲んでも、体内処理に時間がかかり、副作用もあらわれやすくなってしまいます。

では、血流をよくして健康な体をつくるには？　答えは明快です。血流不足を

もたらした生活習慣を改め、原因を取り除いていくしかありません。

・**運動不足**
・**悪い姿勢**
・**偏った食事**
・**ストレス**
・**不規則な生活**
・**体の害になる嗜好品**

……など、血流不足の原因は一つではありません。これらを一つでも多く取り除くことがいい結果につながります。

要は、「80歳を過ぎても裸眼で見えている人」がライフスタイルの中であたりまえのようにやっている「目の養生」を実践すればいいのです（3章参照）。

【目にいい生活習慣の例】

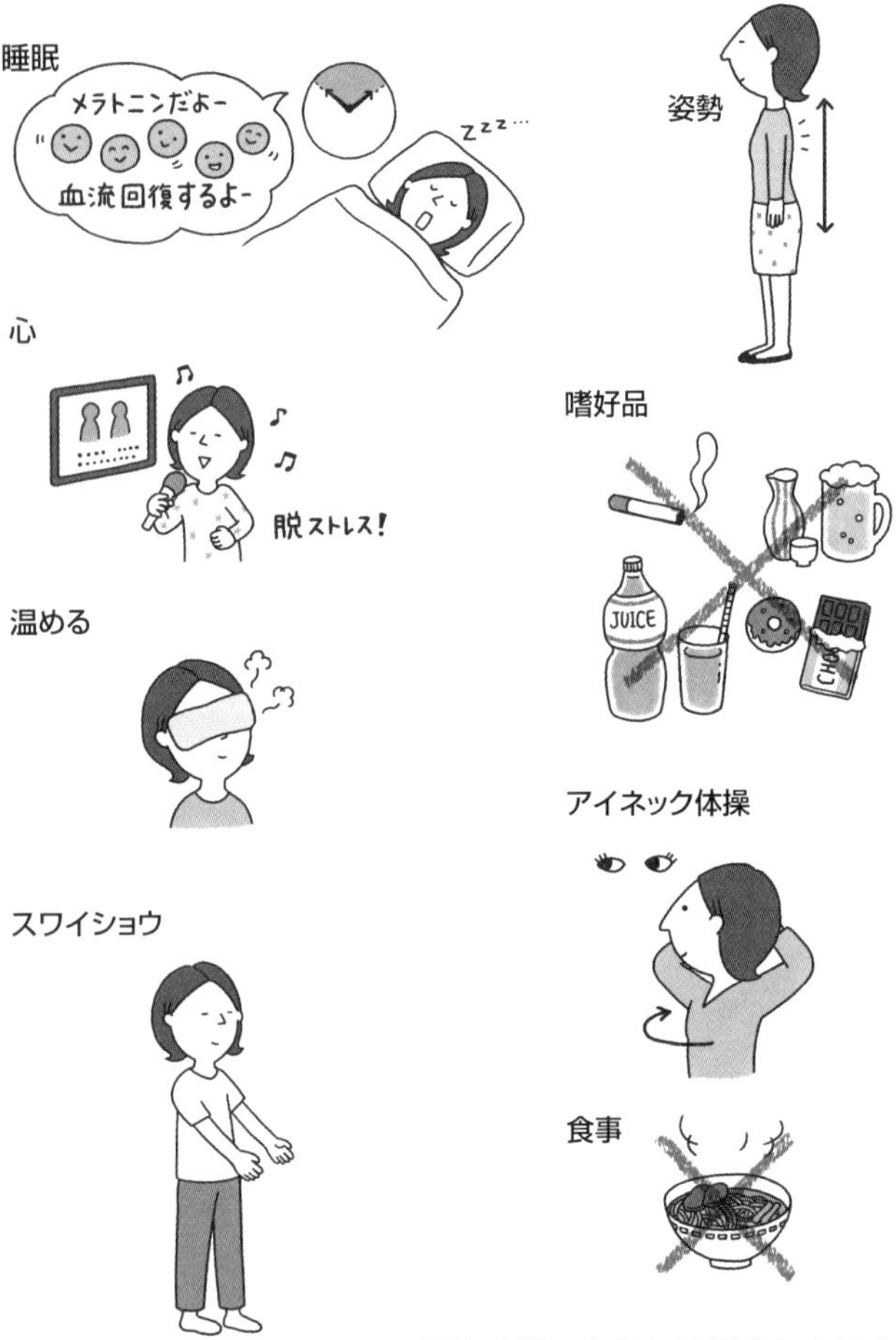

→詳しくは、3章でご紹介します！

第2章

1日5分で驚きの効果！
自宅で手軽にできる「老眼」回復トレーニング

ある日〝バチッ〟と脳のスイッチが入ります

◎決め手は「目」と「脳」への同時アプローチ

みなさんは普段、あまり意識していないと思いますが、人は「目」だけで、ものを見ているわけではありません。眼球を通して網膜に映像が映っても、脳がそれを認識しなければ「見えていない」のと同じこと。

目にはたくさんの神経があり、脳に直接つながっています。

というより、**目は脳の一部であり、脳の一部が外部にむき出しになっている状態**といってもいいでしょう。すなわち、ものを見るということは、**「目と脳の共同作業」**ということなのです。

ですから、視力回復を行うとき、「目」だけにアプローチする治療法では不充分なのです。

「目」と「脳」の両方に働きかけること。

それが重要です。

◎まずは、「老眼は治らない」という思い込みを捨てよう!

前述の通り、脳と目はつながっていますから、意識を変えるだけでも目は格段によくなります。

まずは、

「自分の目はよくなる!」

と、強く意識すればいいだけです。

私たちの心の中には、常にいろいろな思いが巡っていますが、その思いを上手に生かせば、それこそリスクゼロで治る力が強化されます。

脳は、私たちが想像する以上に優秀です。

もし、あなたが、

「視力は一度落ちたら戻らない」

「病気はどんどん悪くなるものだ」

といつも考えているとしたら、なかなかよい結果はもたらされないでしょう。


よくなると思えばよくなるし、悪化すると思えば悪化するというのが私たちの「脳」と「心」と「体」の不思議なところです。


大切なことなのでもう一度いいますが、効果を上げるには、

「私の目は（体は）絶対によくなる！」

というように、あえて強気で思うこと。

「老眼は必ずよくなる」
「裸眼でも見えるようになる」

と自分にいい聞かせていると、ある日〝バチッ〟と、脳のスイッチが入り、「目をよくすること」を全力でかなえようとしてくれます。

このスイッチが入ったら、しめたものです。

あとは面白いように目がよくなっていくのを実感できるはずです。

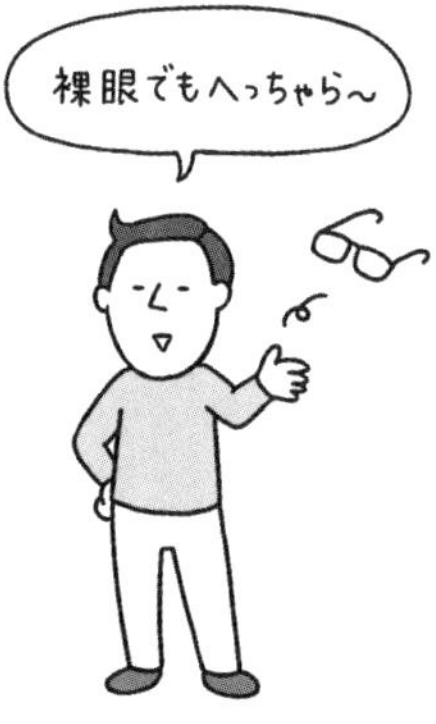

「見たい」という好奇心を持ち続けましょう

◎「ボンヤリと見る」から、脳が老化する

老眼で近くが見えにくくなると、いつの間にか「見ること」自体の努力を怠《おこた》り、〝なんとなくボンヤリ〟としか、モノを見なくなってしまいがちです。

そうすると、脳も見ることをあきらめて〝なんとなくボンヤリ〟過ごします。

目にものは映っていても「見ていない」状態です。

次第に何に対しても好奇心・関心が持てなくなり、新しいことにチャレンジしたり、何かを記憶したりすることすらなくなります。

これでは、脳も目もますます怠けるばかり。

視覚からの刺激が脳を発達させることでもわかるように、視覚刺激がなくなると脳の働きは次第に衰えていきます。

視力の低下は記憶力、集中力、理解力、判断力の低下に直結します。

「はじめに」でも述べましたが、視力の低下は、認知症の発症リスクが高くなるともいわれるほどです。

そのままにしておくと、

老眼がはじまる→脳の働きが衰える→老眼が進む→……

という〝負のスパイラル〟に陥ってしまいます。

まずは、怠けた目と脳をたたき起こし、**「いくつになっても、好奇心を忘れずに、ものをしっかり見る」**ということを意識する必要があります。

「ほんべ式視力回復法」は、目だけでなく「脳」にも働きかけるので、視力がよくなるとともに、脳も活性化します。脳が活性化すると「見る力」も高まるので、まさにうれしい〝正のスパイラル〟がはじまるのです。

負のスパイラル

老眼がはじまって
見えにくくなり
「どうせ見えない」と
あきらめる

「見たい」という
好奇心がなくなり
脳をあまり
使わなくなる

正のスパイラル

老眼がはじまったので
視力を維持・
回復させる
努力をする

視力が改善し、
いろいろなものを
「見てみたい」という
好奇心が高まる

老眼が進む人・進まない人の特徴

脳の血流が悪化してもの忘れがひどくなる

→ 気持ちが落ち込んで老眼がますます進む

脳に視覚情報がたくさん送られて脳細胞が活性化する

視力を維持・回復する努力を続け老眼は進まない

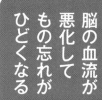

老眼は「全身から」改善する！

◎原因は「目」だけではない

それからもう一つ、視力をよくするために、「目」だけに注目するのではなく、**「全身」のコンディションをととのえること**も忘れないでください。

目は、脳とつながっている体の一部ですから、体のどこかに不調があれば、目にも影響があらわれます。

とくに目が影響を受けやすいのが、前章で説明した「脳」と、そして「首」です。

実際に目の奥が痛いという患者さんの首や肩に触れてみると、やはりほとんどの方はカチカチに硬くなっています。

「首」は目にとって〝急所〟ともいえる重要なポイントで、首の具合が悪いとたちまち目も悪くなるという間柄です。

なんといっても首は頭と胴体をつなぐパイプ役なので、中の血液がうまく流れないと、目も、頭も、肩も……と近いところから順に巻き込まれてしまいます。

しかも、首は約10キロもある重い頭を乗せているので、もともと疲れがたまりやすい場所です。

本書では、首や脳（心）、そして全身の調子をととのえるケア法をご紹介します。

全身の血液をサラサラにする体操からストレス対策まで、いい習慣を一つひとつ身につければ、目と体の健康寿命がすくすく延びていきます。

日を追って視界が晴れていく喜びは格別です。

みなさんのまわりには目を悪くする要因がいっぱいですから、医者に任せきりではもう自分の目を守り切れません。

今日からはあなた自身が〝あなたの主治医〟です。

新しい習慣で、10年後も、20年後も衰えない若く健やかな目を育てましょう！

老眼鏡に頼りすぎない！

◎老眼鏡をかけても「老眼」は治らない

現在、すでに老眼鏡を使用している方におすすめしたいのは、老眼鏡に頼りすぎず、意識的に「裸眼」で過ごすということです。

老眼鏡は、目の〝松葉づえ〟といった役割です。見ることを〝支えて〟くれはしても、治療に役立つものではありません。多くの場合、老眼鏡をかけても、さらに老眼が進んでいきます。老眼鏡に頼りきってしまうと、自力でよくなる力を弱めてしまいます。

また、脳も「これが本当の視力だ」と錯覚するため、見ることを怠けてしまいます。

「老眼鏡がなくては見えない」

という思いを、

「老眼鏡に頼らなくても見えるようになる」

と切り替え、**老眼鏡は、本当に必要なときだけ使い、調子がいいときは裸眼でいる時間を増やしていってください。**

そのほうが回復しやすくなります。

◎「裸眼」でいると、近視もよくなる

私は近視の患者さんにも「裸眼のススメ」をしています。

中には0・5以下から短期間で0・7まで戻し、「自動車免許が裸眼でパスで

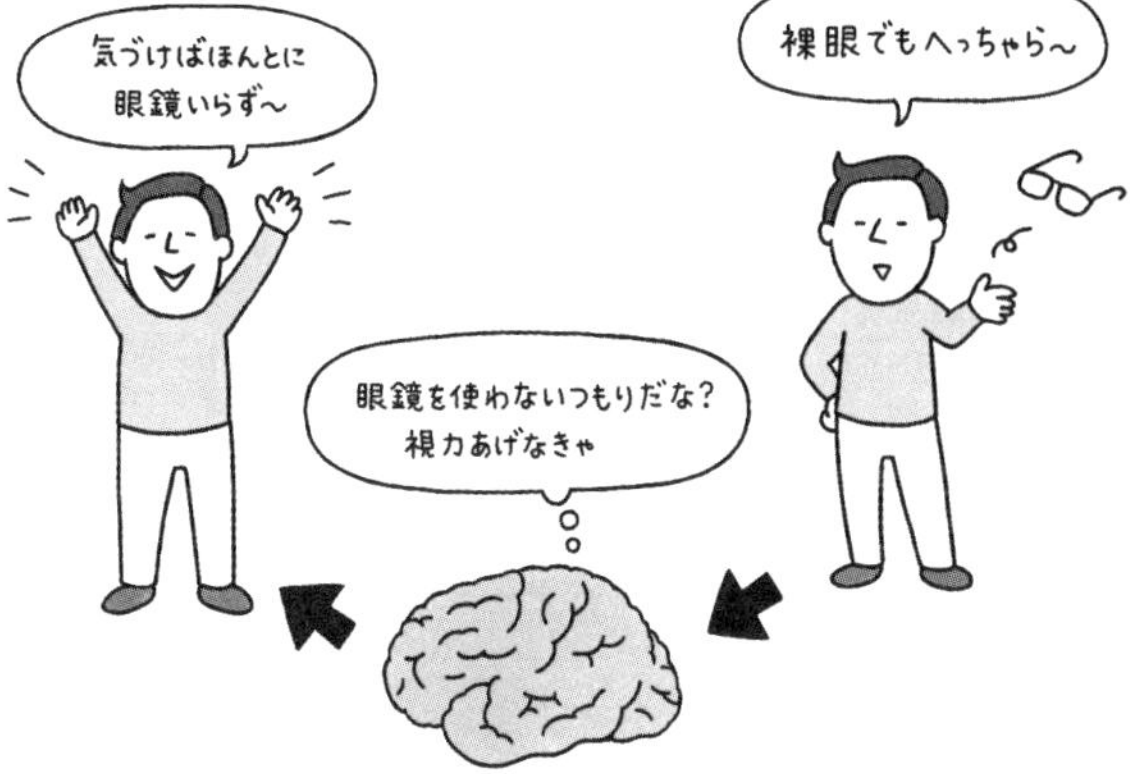

きました」とうれしそうに話してくださった方もいます。

また、強い近視で眼鏡やコンタクトレンズなしでは歩けなかった方も、裸眼の時間を増やすことで、以前より弱い度数の眼鏡に変えられたり、裸眼でいることが不安ではなくなったという方もいます。

眼鏡を使いはじめて間もない方などは回復が早く、眼鏡をすぐに手放すことも不可能ではありません。

老眼の人も、近視の人も、**「裸眼の目を取り戻すことがゴール」**といった強い気持ちでいると、いい結果が期待できるでしょう。

Training 1

まずは、目の筋肉のコリをほぐそう！
近くを見たら遠くも見て……！

緊張した毛様体筋をゆるめる一番簡単な方法は、

「遠くを見ること」

です。

あまりに簡単過ぎて拍子抜けしてしまったでしょうか。

ある小学校では、朝礼のたびに必ずやっていることがあるそうです。

校長先生が、「後ろを向いて山を見ましょう！　回れ右！」と号令をかけると、生徒全員がクルッと後ろを向き、しばらく遠くの山の景色を眺めるのだそうです。

こうした取り組みには、拍手を送りたくなります。
視力は一朝一夕で向上するものではありません。
「目にいいこと」を習慣としてコツコツ続けることで、やがて結果が出てきます。
実際、この小学校では、近視になる児童の割合が明らかに減っているそうです。

ピント調節を司る毛様体筋は、**近くを見ると緊張し、遠くを見るとゆるむ**ので、

＊あえて遠くを見る
＊意識して目を動かす

これこそが**目のコリをほぐして視力を上げる、理にかなったシンプルな方法**なのです。

遠くの景色を意識して見る。

実は、ここがとても大切なところです。

ただぼんやり遠くを見るのと、ちゃんと山に意識を向けて見るのとでは、脳の反応が違います。

見る対象にピントを合わせれば、山の形や色など多くの情報が視神経から脳に入ってきて脳細胞が活性化します。

視野を広くして脳をたくさん刺激するほど目の働きもよくなり、眼球をよく動かせば筋肉のストレッチ効果で血流もよくなるなど、いいことばかりです。

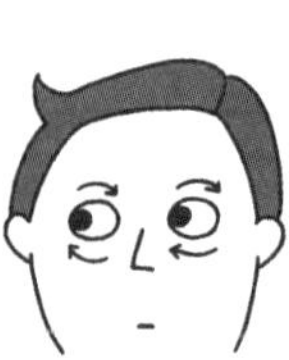

Training 2

温めて眼筋リラックス

手のひらをあてるだけで目を癒す「パーミング」

目を温めると、硬くなった眼筋を手軽にほぐすことができ、目の血流不足、酸素不足も解消できます。疲れ目にも即効性があり、仕事中でもちょっと作業を中断して行えば目や脳がたちまちリフレッシュします。視力低下の防止、作業効率アップも大いに期待できます。

ここではホットタオルを使った**「ホットタオルパック」**と、手だけで簡単にできる**「パーミング」**の2つをご紹介しましょう。

93ページの「アイネック体操」をはじめ、トレーニングを行う前に目を温めておくと効果があらわれやすくなります。

○ホットタオルパック

まず、フェイスタオルを濡らしてしぼり、そのまま電子レンジの中へ。

1分ほど温めれば出来上がりです。

このホットタオルを目の上に当てます。

ただし、加熱した直後のタオルは非常に熱くなっている場合がありますので、やけどには充分注意してください。

○ハンドパワーで目を温める「パーミング」

ものを用いずに、手のパワーだけで目を温める「パーミング」という方法をご紹介しましょう。

ちなみに、パームとは「手のひら」のことで

ホットタオルパック

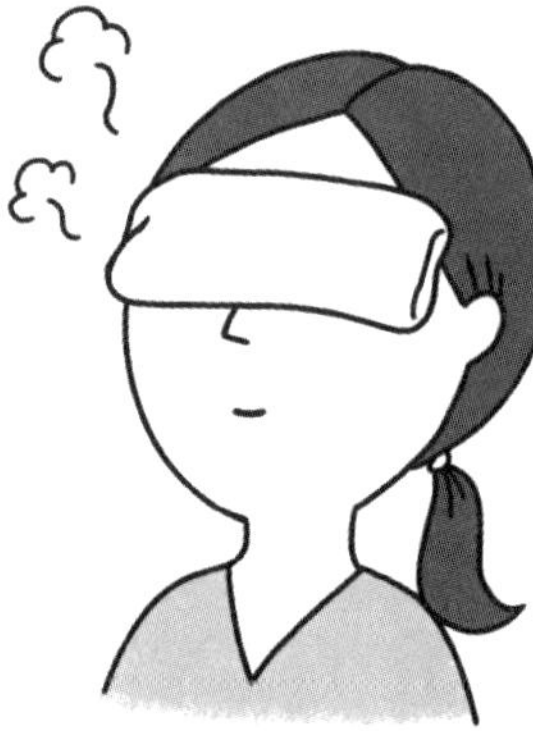

す。日本では古代から、患部に手を当てる「手当て」という療法がありますが、手からエネルギーを出す能力は、誰でも持っているものなのです。

手順としては、まず、両手をこすり合わせて温めます。

温まった手を、目の中央でまぶたをおおうようにしましょう。

これだけで手から出るエネルギーで目のまわりが温まります。

手を当てたまま眼球を上下左右に動かしたり、クルッと回したりすると、より高い効果が期待できます。

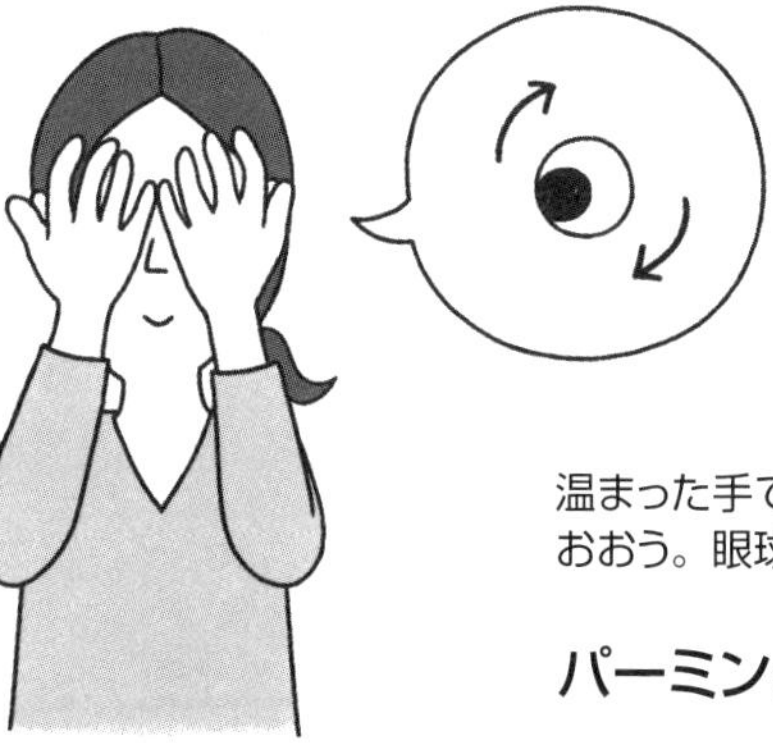

温まった手でまぶたをおおう。眼球を動かす

パーミング

Training 3

毛様体筋を強制リセット

「かけているだけ」で目と脳の緊張がほぐれる不思議な眼鏡

自分に合っていない度の「老眼鏡」をかけて、10分ほどボーッと遠くを見るだけ。それだけで、毛様体筋と脳の緊張がほぐれます。

これは、一部の視力回復センターなどで行われている「雲霧法《うんむほう》」と呼ばれる方法で、私が行った実験でもほぼ全員に直後から視力の改善が見られました。

「なぜ、度が合わない老眼鏡を⁉」

とみなさんはじめはビックリされます。

実は、ピントが合わないほど強いレンズをかけると、視界がボーッとぼやけます。

このとき、ピントを調節する毛様体筋の緊張が瞬時にゆるみます。

10分ほどして老眼鏡を外すと、毛様体筋の緊張がゆるんだことで調節力が復活し、視界が驚くほどクリアになるのです。

とくに目が疲れてきた夕方、全身の血行がよくなる入浴後は、効果があらわれやすい時間帯です。


最近では、100円ショップなどでも手軽に老眼鏡を入手できるようになりました。

老眼鏡を選ぶポイントは、かけてみて「ピントが合わず、ボーッと見えるもの」を。

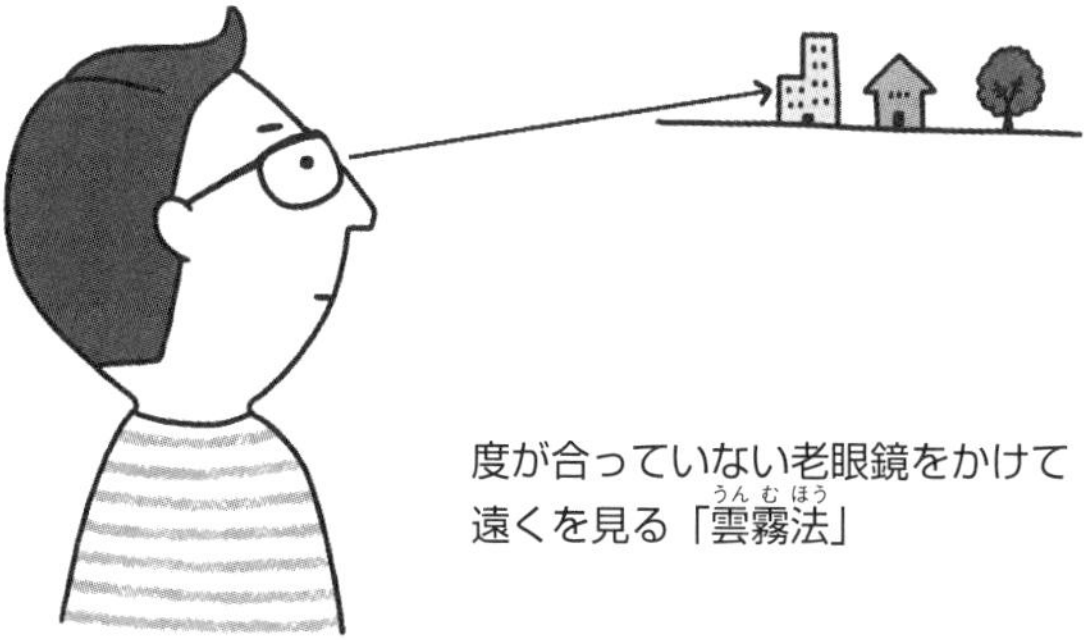

度が合っていない老眼鏡をかけて遠くを見る「雲《うん》霧《む》法《ほう》」

すでに老眼鏡を使用している人は、ダブルで眼鏡をかけてボーッとさせてもOKです。

★ここに注意！

・老眼鏡をかけているときは足元が見えにくいので、歩き回らないようにしましょう。
・白内障、緑内障、黄斑変性症などの目の疾患がある人は避けてください。
・気分が悪くなったらすぐに中止する。度数の見直しをすることで治る場合がありますす。また、老眼鏡をかけたまま近くを見ると気分が悪くなることがあるので注意してください。
・10分以上かけ続けるとかえって目が疲れてしまうことがあります。10分以内にしましょう。

Training 4

ピント調節力を高める〝眼筋トレーニング〟
「不思議絵（チベットホイール）」で、目の筋肉と脳を鍛えよう！

巻末につけた、ユニークな図形を使ったトレーニングをご紹介しましょう。Ａ４サイズに拡大コピー（倍率２００％程度）してから使用すると、やりやすく便利です。

この雪の結晶のような図形（チベットホイール）は、ジェイコブ・リバーマン博士が開発したもので、『近視は治る』（日本教文社）で紹介されています。

使い方は簡単。この「不思議絵（チベットホイール）」の輪郭を目でなぞるように1周してください。

これだけで、ピント調節の要の「毛様体筋」と、眼球自体を動かす「眼球移動

筋」という筋肉を同時に鍛えられます。

この「不思議絵」の効果の秘密は、変化に富んだデザインにあります。

全方向に動かす工夫が施されているので、目をきょろきょろ動かすだけでは刺激しきれない筋肉も使うように計算されています。

さらには、**脳への刺激も充分に与えられるので、脳の活性化に役立ちます。**

仕事の合間などに行うと、目も脳もシャキッとして効率がアップします。

また、近視や乱視、目の疲れの改善にも効果があります。

◎チベットホイールのやり方

①目から15センチのところに絵を持つ

裸眼になり、絵を顔から15センチくらいまで近づけます。

どうしてもピントが合わなければ、少し離すなど調整してください。
鼻の頭が絵の中心にくるように調整しましょう。

②片目で絵をなぞっていく

空いている片手で片方の目をふさぎ、時計回りに絵のふちをなぞっていきます。
このとき頭を動かさず、目だけで絵をなぞること。

スタートの位置は自分で決めてかまいません。決めた位置から、凸凹の小さな起伏から周辺の丸まで、丁寧になぞっていきましょう。
次は逆回りでもう1周です。

片方の目が終わったら、もう片方の目でも同じ

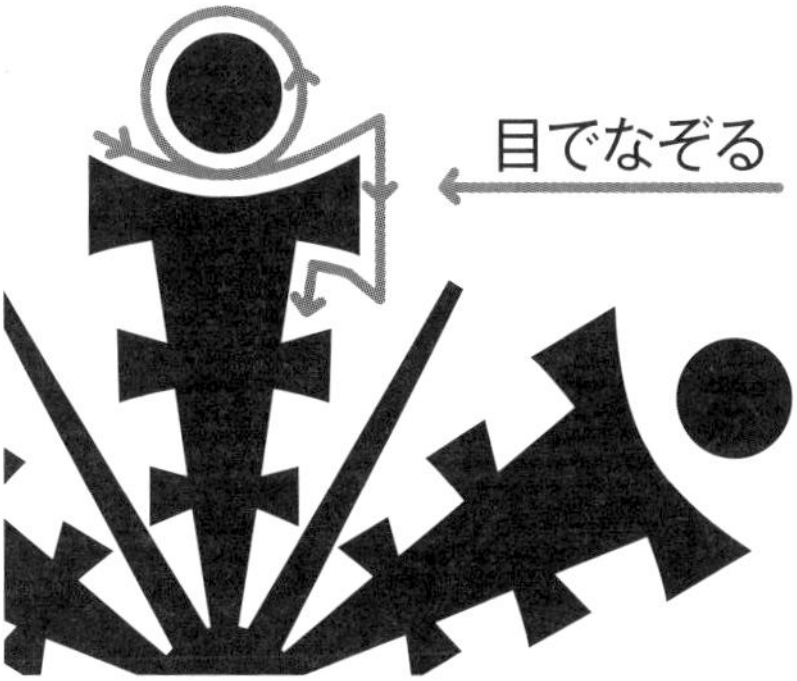

ようにします。

ちなみに、気分が乗らないときや、時間がないときは、片方ずつでなく、両目で一度行うだけでもかまいません。

③目をほぐす

なぞり終わったら、目のまわりを軽くもみほぐします。
ホットタオルなどで温めてもいいでしょう。

★ここに注意！
・朝晩1セットずつ行うといいでしょう。
・回数が多ければいいわけではないので、1日4セットまでに。
・裸眼で行い、行うときは頭ではなく目を動かすこと。

Training 5

通勤途中に〝眼筋トレーニング〟

「ながらトレーニング」で、らくらく視力回復！

「通勤」や「通学」をしながら、その移動時間を使って行える簡単な「眼筋トレーニング」をご紹介しましょう。

ただ目をきょろきょろと動かすだけのシンプルなものですが、こわばっていた眼筋がほぐれ、ピント調節力がアップします。しかも、すぐに効果が実感できると思います。

ささいなことでも、コツコツ続けていれば、あなたの目の健康貯金が積み上がり、5年先、10年先、いいえ、もっと先までいい状態をキープできるようになるのです。

1　駅のホームから看板や時計の「見え方」をチェック

まず駅のホームで、広告看板や案内表示、時計などに視線を向け、「見え方」をチェックします。

視力は移ろうものなので、日によって見え方は少しずつ変わります。長時間のパソコン作業などで目を酷使した翌日は「あれっ、今日はいつもならよく見えるあの表示盤が見えづらい。ちょっと疲れ気味だな……」と感じたり、熟睡できた翌日は「いつもより視界が鮮明だ」と感じることもあります。

いずれにしろ、決まった時間に決まったモノを見る、といった定点観測が、その日の目のコンディションを把握しやすくすると同時に、目に対する意識を高めることにつながります（4章参照）。

2 視線を動かして眼筋トレーニング

ホームで簡単な視力チェックをしたら、次は眼筋のトレーニングです。

といっても、**あちらとこちらの看板を見たり、遠くと近くを交互に見たり、目をきょろきょろさせながら、視線を移動させるだけ**です。

この眼筋トレーニングをやると、疲れているときも1～2分程度目を動かすだけで視力が回復していきます。

これらの2つは、視力チェックとトレーニングが効率的にできる方法なので、ぜひトライしてみてください。

街中で眼筋トレーニングの効果を上げるコツは、次の3点です。

＊顔を動かさずに、目（眼球）だけを動かすこと
＊遠く、近く、右、左、とできるだけあちこちを見て、視野を広げること
＊意識して見ること

基本的にトレーニングは裸眼でやることで効果が大きくなります。

しかし、裸眼では何も見えない強度近視の方は、眼鏡やコンタクトをつけていてもかまいません。その場合でも、できれば普段より弱い度数のものを使用したほうがより効果があります。

電車の待ち時間に行う場合、広告看板、案内表示、時計など、いろいろなところの一つひとつに、ぱっぱっぱっとピントを合わせ、視線を動かせばＯＫです。

このときのポイントは、**できるだけ看板の文字や色もチェックすることです。意識して見ることで脳も活性化し、目と脳の両面からよくなる力が強化されるからです。**

車窓の風景を見るときも、「あっちの白いビル、こっちの看板、向こうの桜の木……」のように、通り過ぎる景色を素早く目で追うことが、トレーニングになります。

これまではスマホばかり覗き込んでいた視線を、できるだけ遠くへやるように工夫してみてください。

歩行中は広範囲に視線を動かすのは危険なので、状況に応じて、できる範囲で「遠くの景色→近くの景色」のように目を動かしましょう。

通勤時間を活用できる「ながらトレーニング」のメリットは、毎朝、大体決まった時間に

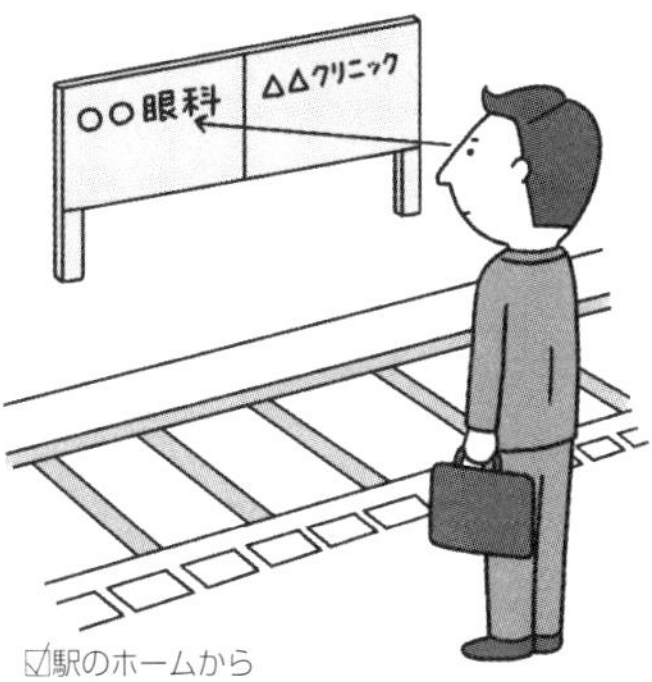

☑駅のホームから
看板や時計の見え方をチェック

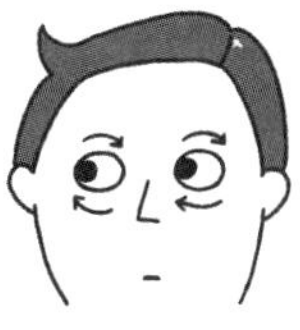
☑視線を動かして
眼筋トレーニング

実施できることで、前日との比較などもしやすく、自身の変化に気づきやすいことです。

通勤時間が決まっているサラリーマンの方は習慣化しやすいトレーニングなので、やらなければ損、といってもいいほど。

しばらく続けていると、体が覚えて反射的に目が動くようになるでしょう。

Training 6

目と首の血流改善

座ったまま目と首が一度にほぐれる「アイネック体操」

目（アイ）と首（ネック）によく効く「アイネック体操」をご紹介しましょう。

この体操は、いわゆる「ほんべ式視力回復法」の基本の一つで、以前から患者さんにもご紹介していますが、「即効性がある」「直後から目と首がラクになる」「視野が広がる感じ」と好評です。そこで、今も研究を重ねながら、少しずつ進化させています。

このアイネック体操は、私自身も仕事の合間によくやっていますが、首と目の動きだけで、疲れがすぐに取れるので、重宝しています。

もともとはヨガの動きの一つなので、**呼吸と合わせてゆっくり動くこと、体の力を抜いてリラックスした状態でやると効果的です。**今から詳しく手順を説明しますので、ぜひお試しください。

◎「アイネック体操」のやり方

①まず基本姿勢をとる

座ったままでも立ったままでもかまいません。

後頭部に腕を回して襟足《えりあし》（首と頭の境目）で両手を組みます。

まっすぐ正面を見て背筋を伸ばし、姿勢を正します。

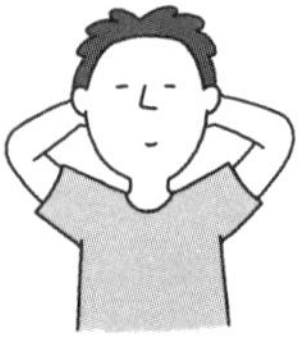

①基本姿勢をとる

②視線を右に、顔も右へ回す

鼻から息を吐きながら目（視線）をゆっくり右に向け、顔もできるかぎり右にひねりましょう。できるところまでひねったら、鼻で息を吸いながら基本姿勢に戻ります。

③視線を左に、顔も左へ回す

そのまま鼻で息を吐きながら目（視線）をゆっくり左に向け、顔もできるだけ左にひねりましょう。できるところまでひねったら、鼻で息を吸いながら再び基本姿勢に戻ります。

④視線と目、顔も下へ

鼻で息を吐きながら目（視線）と顔だけ、で

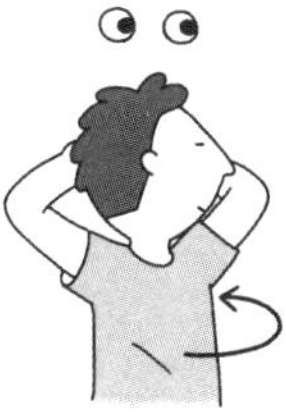

③視線を左に、顔も左へ回す

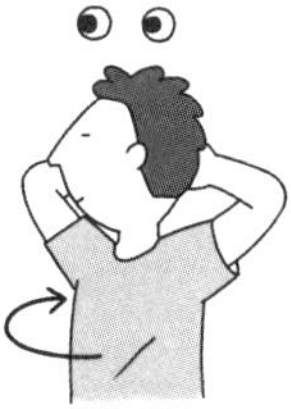

②視線を右に、顔も右へ回す

きるところまでゆっくり下に向けます。首を起点に顔だけを倒すのがコツです。

⑤視線と目、顔も上へ

鼻で息を吸いながら、目（視線）と顔だけ、できるところまでゆっくり上に向けます。首を起点に顔だけ動かすのがコツ。その後自然に息を吐きながら正面に戻ります。

⑥目と首を右回しで回転

次に鼻で息を大きく吸い、息を吐きながら首を大きく右回りに回します。首の動きに合わせて、目も大きく動かしましょう。3回続けて回します。肩から下は動かさずに安定させましょ

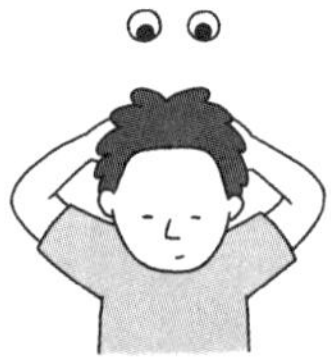

④視線と目、顔も下へ

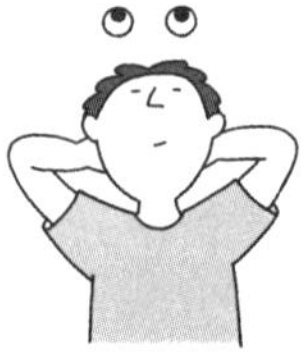

⑤視線と目、顔も上へ

う。

⑦目と首を左回しで回転

今度は逆回しです。鼻で息を大きく吸い、息を吐きながら首を大きく左回りに回します。首の動きに合わせて目も大きく動かしましょう。3回続けて回します。肩から下は動かさずに安定させましょう。

この①～⑦までを1セットとして、必要に応じて繰り返します。

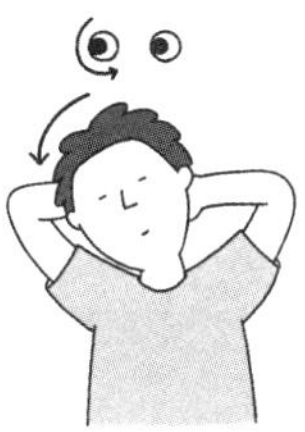

⑥目と首を右回しで回転

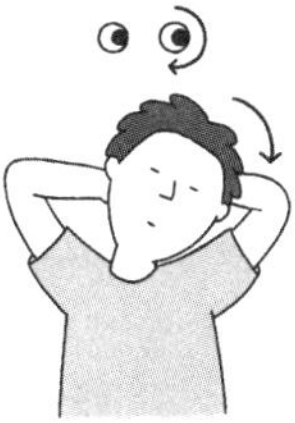

⑦目と首を左回しで回転

★ここに注意！

・より効果を出すために、首の動きと共に、目もできるかぎりはじのほうまで動かしてください。限界まで動かすと効果的です。

・視線を先に動かし、首が後からついていくようなイメージです。

・最初のうちは呼吸法まで意識する必要はありませんが、慣れてきたら鼻呼吸を意識しましょう。

首を「ひねる・回す」ときに吐き、元に戻すときに吸います。

・ゆっくりすぎるくらいのスピードで行いましょう。反動をつけて速く回すと首の筋を痛めてしまうので注意。

・肩のラインを地面と水平に保つ姿勢をキープしましょう。

・全身の力を抜いてください。

・回数に決まりはありませんが、1日6〜10セットを目標に。

・頸椎症の方は、無理に首を動かさないでください。

体操の後は、目と首のまわりの血流が増し、気持ちよくリラックスしていくのを感じるでしょう。こわばっていた筋肉がほぐれるので、首の骨も正しい位置に調整されます。

頸椎は、椎骨という小さな骨が7つ、積み木のように連なっていますが、視力が低い人は頸椎の1番と2番（背骨のいちばん上の骨と2番目の骨）にゆがみがあったり、靭帯が硬くなっていることが多いのです。

アイネック体操は、こうしたトラブルにも有効で、パイプの詰まりがなくなることで、目の隅々の血流もよくなります。

この体操は、老眼、近視、眼精疲労やドライアイ、さらには白内障や緑内障など眼病の予防としてもおすすめです。

血流とリンパの流れがよくなると、目の浄化作用もスムーズになり、水晶体の質や正常な眼圧を維持しやすくなります。

アイネック体操をコツコツ継続した患者さんの中には、眼鏡が要らなくなった方も少なくありません。

毎日続けるほど効果的ですし、デスクワーク中など、目が疲れてきたと感じたら、その都度やっていると、疲れをため込まなくなります。

Training 7

体じゅうの血液の流れがよくなる
手を振るだけで全身がぽかぽか「スワイショウ」

もう一つ、その場で立ってできる全身運動をご紹介しましょう。

「手振り体操」とも呼ばれるこの体操は、中国語で「スワイショウ」。手をぶらぶらさせるという意味で、気功の準備運動などでもよく行われます。

手を前後左右に振るだけの簡単な動作ですが、体じゅうの血流をよくすることができます。

◎手振り運動（スワイショウ）のやり方

①基本姿勢をとる

足を腰幅に開き、左右のつま先は平行にして立ちます。これが基本姿勢。腕や肩の力を抜いてリラックスしましょう。

②腕を前後に振る

両腕を前へ。おへその高さ（前方45度）くらいまで上げ、重力に任せてぶらんと自然に手を落とします。前後に腕を振る動作を繰り返しましょう。1分間に50回くらいのペースで3～5分続けます。

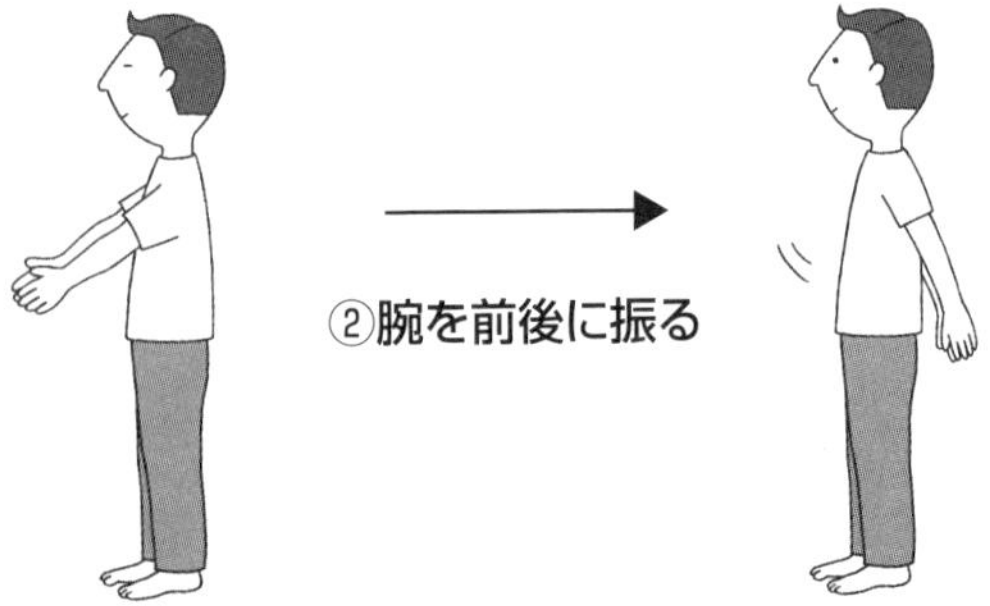

③腕を左右に振る

次に基本姿勢のまま、膝を少しゆるめ、ウエストを左右にひねりながらいっしょに腕を振ります。腰の回転に合わせ、首も真後ろを見るように回しましょう。

腕をねじるのではなく、ウエストをねじった反動で、自然に腕を巻きつけるような感じです。でんでん太鼓のひもがからみつくようなイメージでやるとうまくいきます。

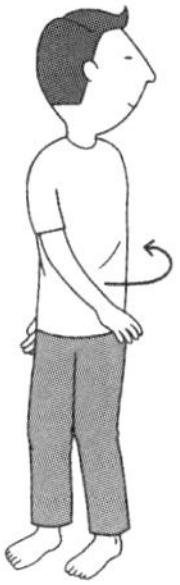

③腕を左右に振る

②～③の動作はどちらか一方をやるだけでも効果があります。回数や時間に決まりはありませんが、トータルで10分ほど続けると、全身に血液が巡り、ポカポカしてくるでしょう。

★ここに注意！
・自分のペースで、自然なスピードで行ないましょう。
・体の軸がブレないよう、まっすぐをキープするよう心がけましょう。

運動が苦手な方も、この体操なら無理なく継続できるでしょう。

とくに、**血流が悪化しやすい末端の「手」から全身を刺激すると、簡単な動作でも首や肩のコリ、腰の痛み、冷え性までもが改善されていきます。**

さらに目の血流アップ、体力の強化など、続けるうちにじわじわと効果があらわれます。一度身につければ、一生使える便利な健康体操です。

アイネック体操、スワイショウはいつ行なってもかまいませんが、仕事の合間にやればリフレッシュできますし、入浴後に1日の締めくくりとしてやると、緊張がほぐれてよく眠れます。

体は、とにかくよく動かすことで活気が出ます。手足の末端だけでも意識してぐるぐる回したり、ぶらぶらさせるだけでも違いが出ます。

第3章

目が疲れず、眼鏡が一生いらない！
「目の調子がいつもいい人」に共通するライフスタイル

80歳を過ぎても、裸眼で新聞が読める人

◎長寿の目をつくる「養生習慣」

「私、目は達者でね。新聞もまだ眼鏡なしですらすら読めますよ」

と胸を張る高齢者、あなたのまわりにもいませんか？

長寿者を取り上げたテレビ番組などでも、そんな元気なお年寄りが登場し、私も驚くことがあります。

「平均寿命を過ぎても一日じゅう裸眼で過ごせるなんて、あり得るの!?」

と思われるかもしれませんが、80歳や90歳を過ぎてもほとんど眼鏡を使わず、

しかも、白内障などの目の病気もない方は、まれですが実際にいらっしゃいます。

となると、知りたいのは、**どうすればそのような長寿の目になれるのか**、でしょう。

答えは簡単です。目の丈夫な高齢者は、若い頃から「目にいいライフスタイル」が自然と身についているのです。

つまり、気がついたらそうなっていた。

これは100歳を超えるような長寿者の方が、みなさん「結果的に長生きしていた」のと同じで、普段からあたりまえのようにやっている「目の養生習慣」が功を奏したのだと思います。

では、その「目の養生」について、私なりに考察してみると、

＊早寝早起きをする

＊目を使いすぎない
＊適度に体を動かす
＊姿勢よく暮らす
＊バランスよく栄養をとる

など、ごくあたりまえのことが挙げられます。

目は体の一部分ですから、全身を偏りなく使い、使ったら休ませることが養生の基本です。

これができてこそ、何歳になっても裸眼で新聞が読めるという、夢のような結果もついてくるのです。

近くばかり見ていると、なぜ目が悪くなるのか？

◎老眼も近視も原因はいっしょ

現代社会では、座ったまま、近くの一点をじっと見続ける時間が圧倒的に増えています。この体勢こそ、目にとっては過酷の極みです。

＊目だけを使いすぎる
＊座ったまま眼球も体も動かさない

これらは、目のいい高齢者が実践しているはずの「目の養生」とは、まったく逆の行為です。
しかも、長時間座っていると姿勢もくずれやすく、目にいっそう負担をかけます。そこに睡眠不足や偏った食事などの悪条件が重なれば、視力低下に追い打ちをかけ、長寿の目からはほど遠くなってしまうでしょう。

では、なぜ近くをじっと見続けると目が悪くなるのか？
それは、45ページでご紹介したように、早い話が、老眼も近視も、目の病も、発端は筋肉疲労と血流不足ですから、近くを見る時間が多いほど、視力悪化は避けられなくなるのです。

最近の子どもたちは、この「遠くを見る」ということが欠如しているのではないかと思われます。放課後や休日の公園でも、子どもたちがはしゃぎまわる光景をあまり見なくなりました。友だちの家に集まり、ゲームを競っているという話を聞きますが、これでは目が悪くなってしまうのは当然です。

「寝ながらスマホ」で視力がガクンと低下！

◎視力低下の〝負のスパイラル〟に陥らないために

じっと座って近距離をじっと見続ける

←眼筋の疲労と全身の運動不足から、目も体も血流不足になる

←目に老廃物がたまり、調整力が低下する。脳の働きも悪化する

←視力がますます低下する

この悪循環に陥らないためには、どうすればいいでしょう?
そう、まずは「目の疲れ」をためないことが第一です。

＊目は休み休み使う
＊近くを見たら遠くも見て、バランスよく目を動かす
＊座りっぱなしをやめ、体も適度に動かす

など、視力悪化の流れとは逆のことをすればいいわけで、難しいことは一つもありません。

目の筋肉を酷使しすぎなければ筋肉疲労は起こらないし、緊張させても早めにコリをほぐせば疲れはたまりません。また、適度に目を動かすことで血流不足も改善されます。

高齢でも目が健康な人、目をよく使っても視力が落ちない人は、こうした習慣が自然と身についているのです。

ただ、残念ながら、今、日本人の視力はどんどん悪化しています。

日常生活の中で目の疲れをため込む人、目を休めたくても休められない人が急増しているのです。

子どもの頃からコンピュータが身近にあった若い世代などは、液晶画面を見ることがあたりまえすぎて、パソコンやスマホの使用が目に負担をかけるという認識さえない人も少なくありません。その挙句、さらに目に悪いことをしてしまうのです。

あなたも、よくこんなことをしていませんか？

＊寝転がった状態で、読書をしたり、スマホ（携帯）を使う
＊本やスマホを見るとき、顔を近づけて覗き込んでいる
＊暗い部屋で読書をしたり、スマホやパソコン、テレビを見ている

……この中のどれか一つでもあてはまる人は、要注意です。

なぜなら、これらはいずれも「目を悪くする習慣」であり、ただちに改めたほうがいいからです。

寝転んで本を読んだりスマホを見ると、左右の目と対象との距離に差が出たり、無意識のうちに片目だけで見てしまい、使うほうの目に負担がかかります。

本やスマホに顔を近づけすぎれば、目の筋肉に無理をさせるし、姿勢の悪さから血行不良になるなど、いいことがありません。

また、暗いところはピントが合いづらく、一生懸命目を凝らして見るので、普段以上に目が疲れます。

暗い部屋でテレビを見ると、画面の明るさとのギャップで周囲が見えづらくなり、老眼や近視、乱視を進める原因にもなってしまいます。

疲れ知らずの目になるために

◎自分の目を守る「5つのチェックポイント」

近距離を見続けることが目の負担になるとわかっていても、長時間のパソコン作業やスマホの使用を避けられない人は多いでしょう。

その場合は、まず近くを見るときの目の環境を見直し、気になる点があれば調整するようにしましょう。

視力低下につながる要因を一つでも多く改善していけば、目の負担はかなり軽減できます。

とくに、次の5つのポイントは必ずチェックしてください。

チェック①…背中が丸まっていませんか？

背中が丸まっていると、筋肉が萎縮し、血流不足から肩こりや目の疲れなどを誘発します。正しい姿勢は、すべての基本。ここでしっかり身につけておきましょう。

まず、背筋をすっと伸ばし、猫背にならないように気をつけること。**理想は、背骨の垂直ライン上に耳が乗っている状態です。**

もともと姿勢が悪い人は、一度や二度でいい姿勢は身につきません。繰り返しやって体に覚え込ませるようにしましょう。最初は、鏡を見

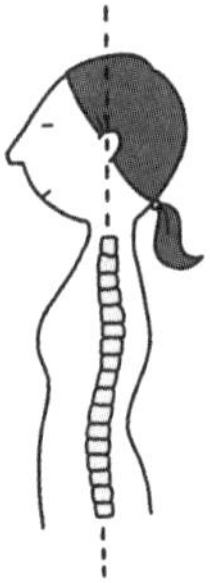

☑前傾姿勢にならずに背筋はすっと伸びているか？

ながら正しい姿勢をつくったり、身近にいる人に横からチェックしてもらうといいでしょう。

パソコンのモニターは、視線よりやや低めの位置に設定すると、姿勢もくずれにくくなります。いい姿勢をキープできると、それだけで目がラクになります。

チェック②…本と目の距離は30センチ以上？

次にチェックしたいのは、目と対象物との距離です。

夢中でパソコンのモニターを眺めているときや、スマホでゲームに熱中しているとき、ついつい前傾姿勢で対象物との距離を縮めていないでしょうか？

顔をくっつけるようにして本や画面を見ると、必要以上に目の筋肉を緊張させることになり、負担をかけてしまうのです。

＊本と目の距離は、少なくとも30センチ
＊パソコンのモニターと目の距離は50センチ

この距離感を維持するように心がけてください。

チェック③…暗い部屋でパソコンを使っていないか？

明るさも重要なポイントです。
いうまでもありませんが、読書をするときも、パソコンやスマホを使うときも、「明るいところで見る」ようにしてください。

暗いところはピントが合いづらく、じっと目

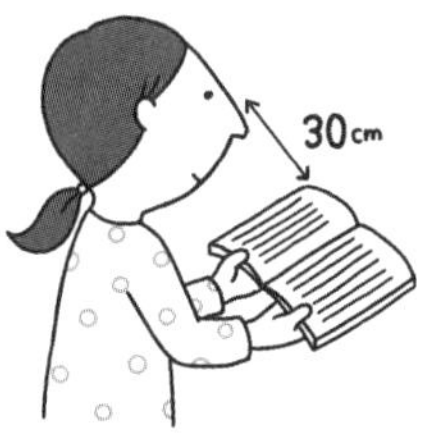

☑本との距離は30cm、モニターとの距離は50cmをキープできているか？

を凝らすため、必要以上に目の筋肉を酷使してしまいます。

とくに気をつけたいのが夕方の時間帯。作業に熱中しているときなど、気がつくと周囲が暗くなっていることがあります。

手元は明るく照らしていたとしても、周囲は暗闇で、デスクスタンドやパソコンの画面だけが光っているような状態はＮＧ。

周辺の明るさとの差が大きすぎると、視野が狭くなり、それだけで目に負担をかけてしまうからです。

同じように、暗い部屋でテレビやＤＶＤなどを見るのもよくありません。

そこで、必ず守りたいポイントは２つ。

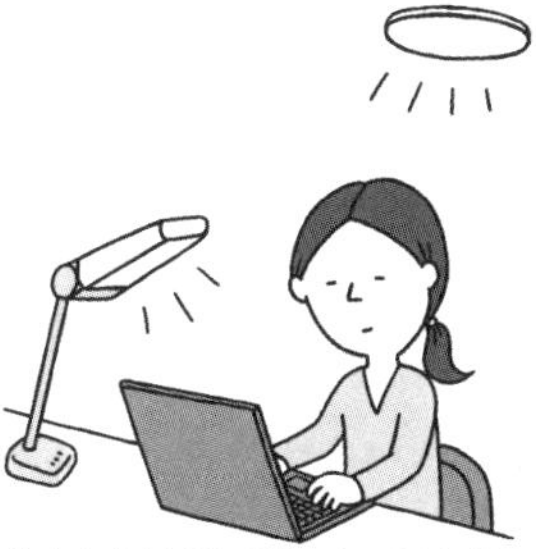

☑デスクまわりは常に明るく。照度差はないか?

＊デスクまわりは常に明るくする

＊夕方になったら早めに部屋の照明をつけ、照度の差をつけない

明るさのバランスを維持しながら、自分の目を守りましょう。

チェック④…左右均等に目を使っているか？

左右の視力の差が大きい人は、どちらか一方に偏った使い方をしている可能性があります。

患者さんを診ていてわかったことですが、**左右の視力差が目立つ人は、寝転んで本を読んだりスマホを見るクセのある方が多いようです。**

自分ではそんなつもりはなくても、寝転んだまま目を使うと、無意識のうちに顔を近づけ、利き目だけで見てしまったりしています。すると、利き目の視力だけが悪化しやすくなります。対策はもちろん、寝転んで読む、見る、をただちにやめることです。

左右の目を均等に使うには、頭の位置にも気をつけてください。

首をかしげた恰好は、本やコンピュータとの画面との距離に左右差が出てしまいます。頭は常にまっすぐ、を心がけましょう。

そしてもう一つ、**「左右均等に目を使おう」と意識することも大事です。**

均等といっても感覚的なものでわかりづらいかもしれませんが、意識するだけでも違います。「右目（あるいは左目）ばかり使わない」とい

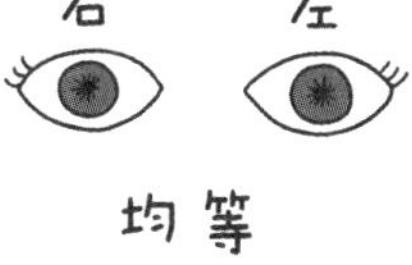

☑寝転んで本やスマホを見ていないか？　頭の位置は真っ直ぐか？

うように、頭で考えながらバランス調整しましょう。

あなたの「利き目」はどっち？

ここであなたの「利き目」をチェックしてみましょう。

自分の利き目を知っていると、使い方のバランスを考えられるので、左右差を少なくすることもできます。

また、視力低下や目の病気の早期発見もしやすく、うっかり見逃すことがなくなります。

・遠くを見るときの利き目
・近くを見るときの利き目

は異なる場合もあるので、チェックは次の2通りの方法で行ってください。

【遠くを見るときの利き目をチェック】

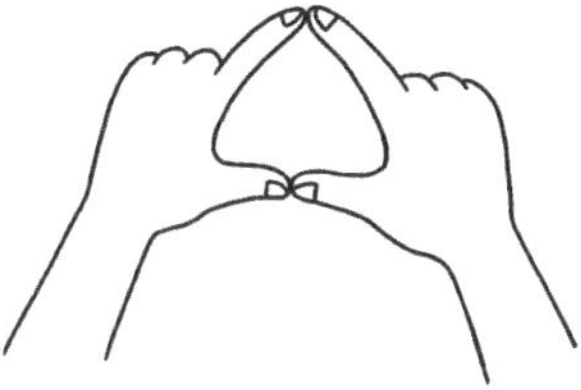

1．手の甲を自分に向けて両手を伸ばし、左右の親指と人差し指で三角形をつくります。

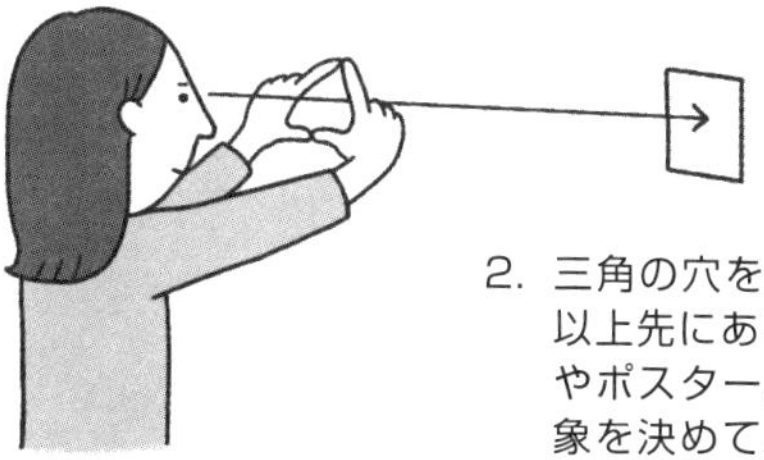

2．三角の穴を通して、3m以上先にあるカレンダーやポスター、時計など対象を決めて、まず両目で見てください。

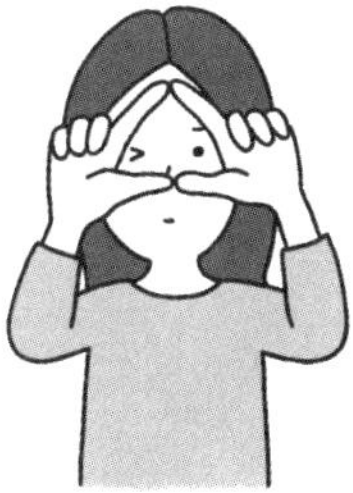

3．しばらくのぞいてから、左右の目で交互にウインクします。両目で見たときと指標の位置がずれないほうが、遠くを見るときの利き目です。

【近くを見るときの利き目をチェック】

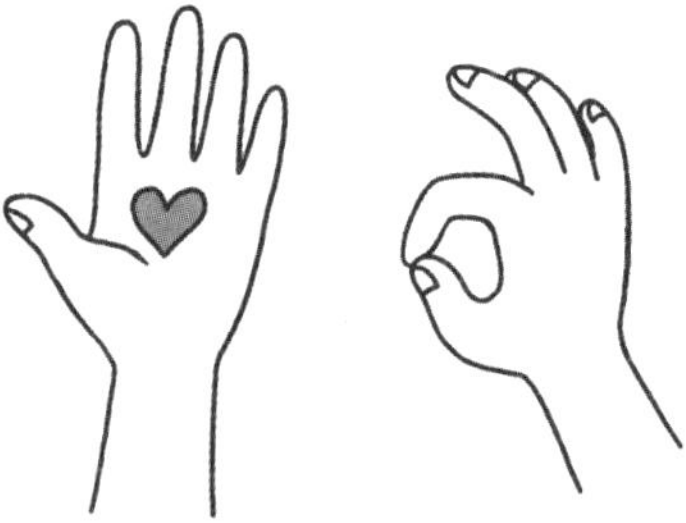

1．手のひらにシールを貼るなどして印をつけ、反対側の手の親指と人差し指を丸めて輪っかをつくります。

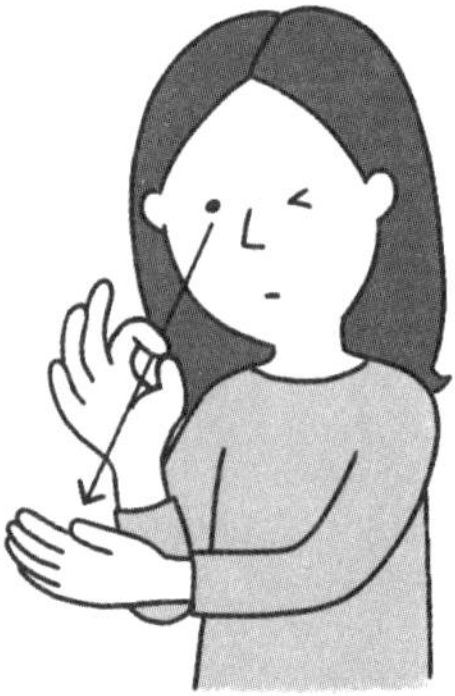

2．輪っかを通して印を見て、しばらくしたら左右の目で交互にウインクします。両目で見たときと指標の位置がずれないほうが、近くを見るときの利き目です。

いかがでしたか？

あなたも、利き目に負担をかけすぎないよう、目の使い方を工夫してみてください。

チェック⑤…パソコン連続作業は1時間以内か？

パソコンは目を酷使するいちばんのツールといってもいいすぎではありません。四六時中使っていると、40代以降に強度近視が進むこともあります。

逆に、会社を辞めてパソコンを使わなくなった途端に目がよくなるケースもあるほどで、その影響力は絶大です。

そこで真っ先にお伝えしたいのは、**コンピュータの連続作業は「最長で1時間まで」が限度**だということです。

それ以上使い続けると、どうしても目が疲れやすくなり、視力が低下したり、目の病気にかかりやすくなってしまいます。

パソコンを使いすぎた目は、次々と悪循環に見舞われていきます。

目が筋肉疲労でコチコチになる↓目が血流不足になる↓目に汚れがたまり、白内障などの疾患のリスクが高まる↓脳が「近くしか見なくていい」と勘違いして近視化が進む↓目の老化が進む……。

他にも、パソコンを見続けると、

＊瞬きの回数が減り、目が乾燥しやすくなる
＊視野が狭くなる
＊姿勢もくずれやすくなる

……など、まったくいいことがありません。作業中は、「あと30分くらいいいいか」と考えがちですが、この連続作業こそ目には最大のストレスだと心得ましょう。

ただし、パソコンを悪者扱いすることはありません。付き合い方のコツさえつかんでいればいいのです。それは次の3つです。

＊1時間ごとに10~15分の休憩をとる
＊1時間の作業中に、1~2回は小休止を入れる
＊作業の合間に、意識して遠くを見る

この3つの鉄則を守りながら、休み休み目を使えば、必要以上にパソコンを怖がったり、悪者にする必要はありません。

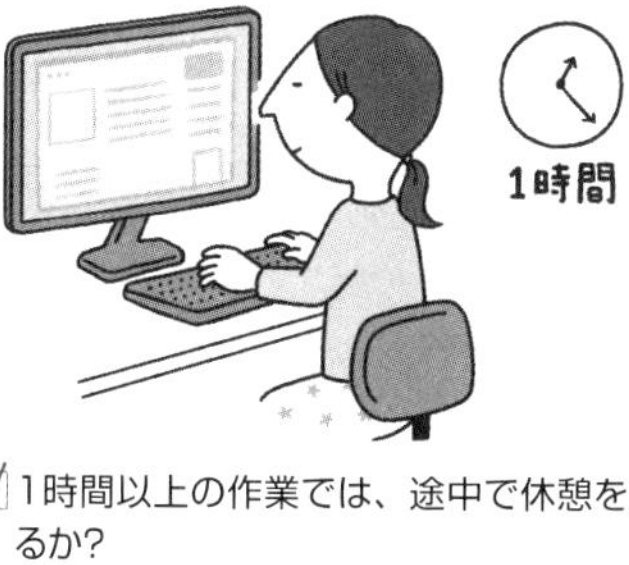

☑1時間以上の作業では、途中で休憩をはさんでいるか?

ちょっとした工夫で、目のストレスは軽減できます。デスクの位置から見える時計や絵などの対象を決め、そこにときどきぱっと視線を動かすだけでも効果はあります。

その日の疲れはその日のうちに取っておけば、視力低下は予防できるのです。

＊　＊　＊

以上が、近くを見るときの目の環境づくりの要点です。手軽にトライできることばかりなので、ぜひ今日からはじめましょう。

血流がみるみるよくなる生活習慣のポイント

◎ちょっとした工夫で「冷え」は取れる！

ここからは、全身の血流をよくするための具体策を厳選してご紹介することにしたいと思います。

全身のコンディションをととのえれば目もよくなる、というのは先述の通りですが、生活のちょっとした工夫から、運動、食事、心のバランスまで、トータルで改善すれば相乗効果が期待できます。

できることから、さっそくはじめましょう。運動は93ページでご紹介した「アイネック体操」、101ページ「スワイショウ」を行いましょう。

睡眠

22時には就寝、メラトニンの分泌を促す

「早寝早起き」こそ、全身の血流をよくするライフスタイルの基本です。

朝日を見ると脳が反応し、睡眠を誘発する「メラトニン」というホルモンの分泌を促します。**メラトニンは、目の血流回復にも有効とされています。**

理想は成長ホルモンが分泌される夜22時から午前2時の間はぐっすり眠ること。ぐっすり眠れば血流が増し、病気や老化を遠ざけ、メラトニンをたっぷり出して視力もよくなるなど、まさにいいこと尽くめです。

反対に、夜型の生活は血流不足を招き、自律神経のバランスもかき乱します。自律神経が乱れると、涙の分泌量も少なくなり、ドライアイにもなりやすいので、ご注意ください。

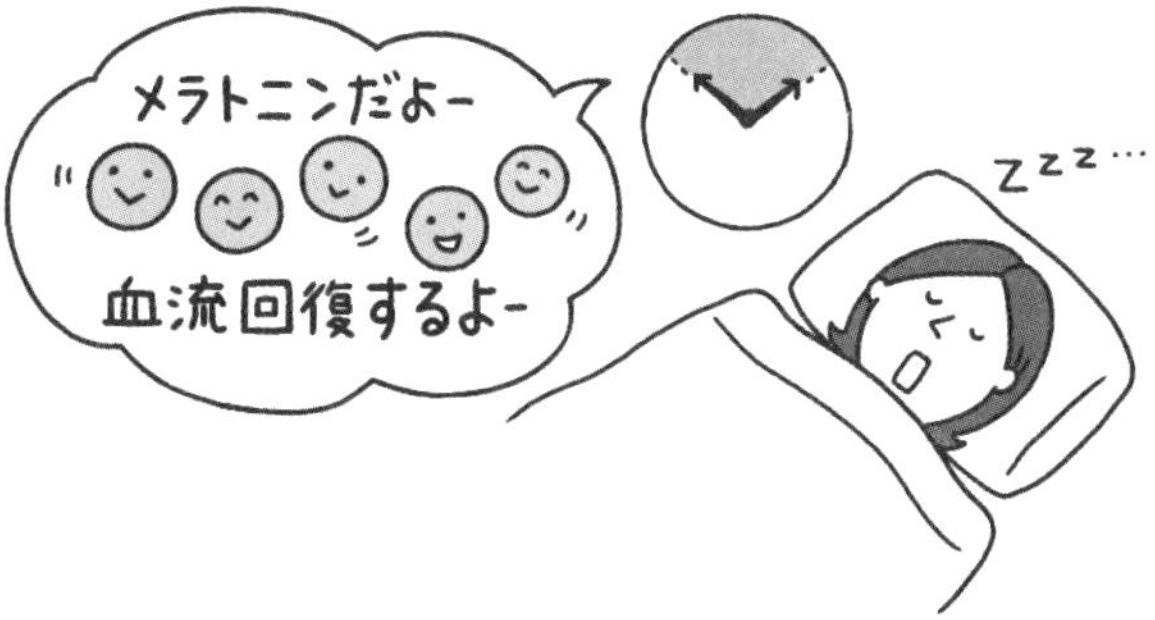
メラトニンだよー
血流回復するよー
zzz…

姿勢

背中、首の正しい位置をキープする

立っているときも、座っているときも、そして歩行中も、背筋をぴんと伸ばして正しい姿勢を維持しましょう。これだけで、全身に血が巡りやすくなります。くずれた姿勢は、体に余計な負担をかけて筋肉のコリを生み出し、そのコリが首と頭部をつなぐ血管を圧迫して血流を滞らせます。

悪い姿勢で長時間過ごすことは、自ら血液やリンパの流れを阻害することと同じなのです。

とくに気をつけたいのが、首と背中のライン。

うつむいてスマートフォン（スマホ）の操作をしたり、背中を丸めた悪い姿勢でのデスクワークが日常的に続くと、首への負担が大きくなりすぎ、オーバーワークで頸椎にゆがみが出てきてしまいます。

すると、血管が常に圧迫された状態になり、首の中を通る神経も圧迫されてやっかいなことになります。

首は体じゅうの臓器や器官をコントロールする自律神経を束ねているので、ここに問題があると、視力はもちろん、血圧や内臓系の疾患まで、思いがけないところに不調があらわれるのです。

そこで、日頃から姿勢のチェックを忘れないでください。

いい姿勢のポイントは、

「背骨の垂直ライン上に耳が乗っている」

でしたね。

垂直ラインから前にずれていれば、猫背気味になっている証拠です。意識して胸をひらき、背筋を伸ばしましょう。

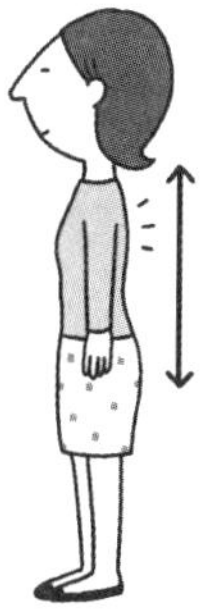

心

体も心も上手にゆるめて、脱ストレス

強いストレスを受けると、体は一瞬にして緊張状態になり、血流が悪化します。

たとえば、切羽詰まった中で大量の仕事をこなしているときや、身の縮むような怖い思いをしたときなどは筋肉も縮んで硬くなり、血流も停滞しやすくなります。すると、病気をしやすくなります。

10年ほど前、私は円形脱毛症になったことがあります。

これはストレスだと直感し、原因をよく考えてみると、仕事上の問題が浮かび上がってきました。ストレスという毒性はかなり強力です。このときはその毒素にやられて、頭皮の周辺の血流がかなり悪化していたのでしょう。

目もストレスの影響をもろに受けます。**ストレス下にあると、毛様体筋がピー**

ンと緊張するため、血流が滞り、ピント調節がうまく機能しなくなるのです。

目がぴくぴく痙攣《けいれん》するような症状が出ることがありますが、それもずばり、ストレスの影響です。また、過度の緊張から急に視力低下が起こることもあります。

つまり、ストレス時は、目も体も、そして心までもがコチコチ状態なのです。

対策としては、**とにかくゆるめる。**これに尽きます。

ただ笑うだけでも心身の緊張はほぐれますが、軽い運動や、趣味の時間を持つなど、個々に合ったゆるめ方を身につけておくと役に立ちます。

人体は「緊張」と「リラックス」のちょうどいいバランスで維持されます。

社会生活を送っていると誰でも緊張のほうに偏りがちですが、できるだけこまめにガス抜きをして、血流不足を長引かせないようにしましょう。とにかく緊張しっぱなしはよくありません。

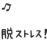

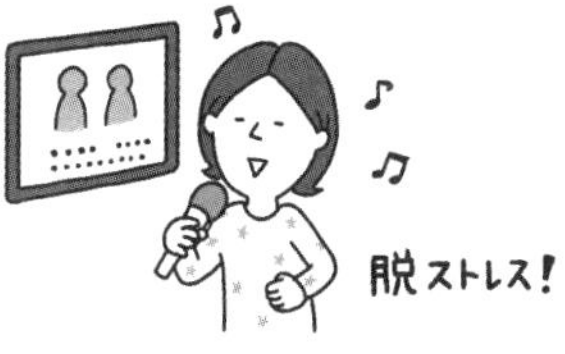

嗜《し》好《こう》品《ひん》

血流を悪くするものは口にしない

あなたが何気なく口にしている嗜好品なども、血流不足の一因になります。
とくに注意したいのが、

＊タバコ
＊お酒
＊甘いお菓子や飲み物

などです。

タバコを吸うと、瞬時に血管がぎゅーっと収縮し、血流が悪化します。ヘビー

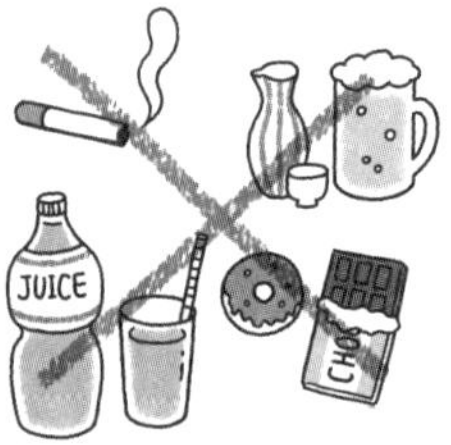

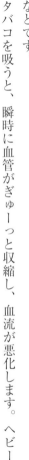

スモーカーと呼ばれる人たちは、吸うたびにそれをくりかえしているわけで、血管にも相当な負担をかけています。

一方、お酒は少量であれば「百薬の長」になるのは事実です。飲むと血管がゆるんで血流が増し、体もポカポカして心身共にリラックスできます。

ただし、飲みすぎれば効果は逆転します。というのも、アルコールは脂肪の吸収を助ける作用があるため、血中の中性脂肪が増えます。しかも、飲酒すると利尿作用でトイレが頻繁になり、水分不足から血液ドロドロの悪循環にはまりやすいのです。また、アルコールが抜ければ、ゆるんだ血管は元の状態に戻るので、余計に滞りやすくなります。

お菓子やジュースなどの甘いモノも、口にすると血中の中性脂肪を増やし、血液を淀ませます。

タバコ、お酒、甘いもの……どれも、量が増えるほど血流不足と冷えを招くものです。意識して減らす、あるいはいっそやめるといった努力をしましょう。

温める

血流改善に使い捨てカイロ

手軽に全身を温められるよう、緑内障の患者さんなどにおすすめしているのが使い捨てカイロの利用です。貼るタイプのカイロを、おなかの「丹田《たんでん》」と背中の「仙骨《せんこつ》」の位置に下着などの上から貼るだけです。肌に直接触れると低温やけどの危険があるので、その点は充分ご注意ください。

「丹田」は、東洋医学で「気が集まる」とされる要所です。位置はおへそから握りこぶし一つ分下（へそ下三寸とも）です。もう一方の「仙骨」は、背骨のつけ根、尾てい骨の上にある三角の骨。ここをカイロで温めると、体の中心を表裏の両面から保温でき、全身の血流を促せます。

目を直接温める方法は、77ページを参考にしてください。

【血流改善に効く温めポイント】

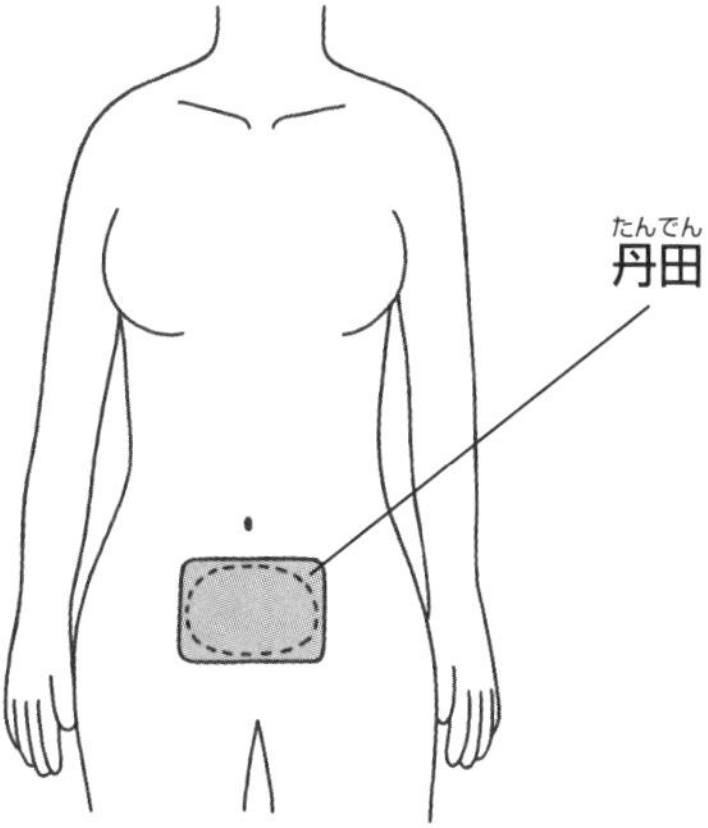

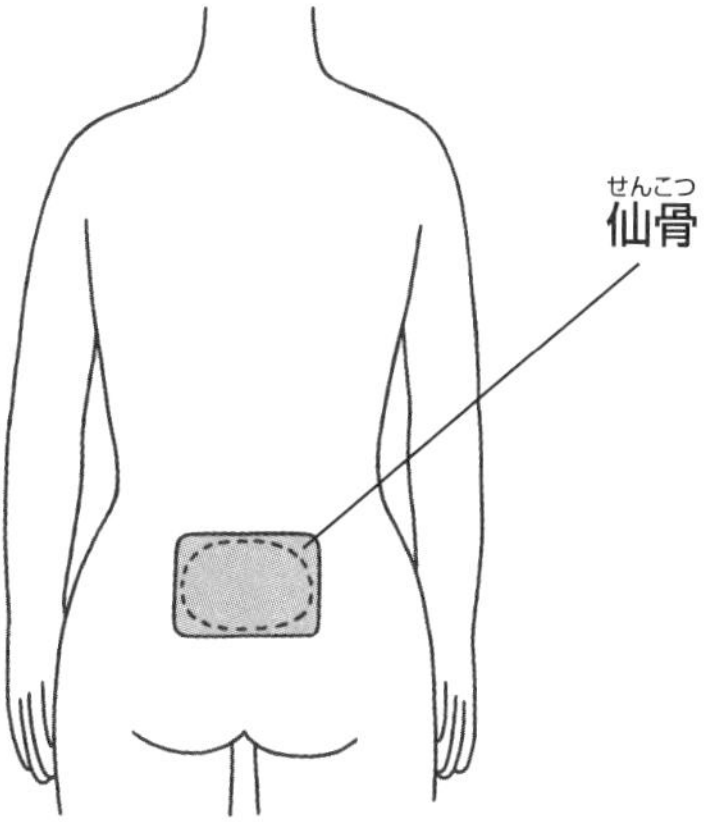

食事

目にいい食べ物・食べ方は？

血の巡りをよくするには、「何を食べるか」も重要です。

「目にいい食事」のポイントは次の通りです。

◎糖質は控えめに

以前、30歳前後の男性の患者さんが「最近、見え方がおかしい」と診察にみえたときのことです。急激な視力低下が見られたので問診してみると、食生活にかなり偏りがあることがわかりました。

彼はラーメンが大好きで、朝昼晩の3食をほとんどラーメンばかり食べていたのです。これでは明らかに糖質のとりすぎです。

こうした食生活の偏りは、目にも体にもいい結果をもたらしません。

そこで、この患者さんには目のケアと共に、さっそく食生活を改めるようアドバイスしました。その結果、3週間ほど経過したところで徐々に症状も改善してきました。

また、つい先日も、新幹線で乗り合わせた若いサラリーマンの行動を見て驚くことがありました。

ある男性は、乗る前にポテトチップと漫画本をどっさり買い込み、道中ずっと読みながら食べていました。なんと、ポテトチップ2袋分をカラにしてしまったのです。

こんな生活を続けたら、体はダメになってしまいます。

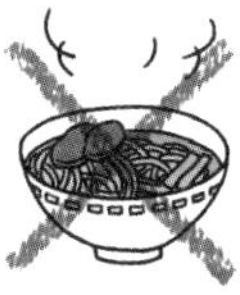

たとえば、スポーツをする男子高校生などは、食べ盛りなので、どんぶり飯2杯程度はぺろっと食べてしまうでしょう。

体が若ければ大量のごはんも体内で手早く処理できますが、年を重ねて同じ食べ方をしていたらそうはいきません。体内の糖分の処理が追いつかなくなり、サラサラの血液がドロドロになってしまうため、血液が停滞し、糖尿病などの病気を発症しやすくなります。糖尿病は網膜症を誘発します。

糖質をとりすぎると、血糖がぽーんと一気に上がり、その後ガクンと下がるため低血糖になり、その影響で気力も減退するし、思わぬ目の疾患や視力低下に見舞われることもあります。

最近は糖質制限がにわかに注目されています。若い世代の方は食生活と目がつながっているとはあまり思わないようですが、実は大いに関係があるのです。

◎コラーゲンは目の若返りにも効く!?

血管が若くイキイキしていることは、目の若さ、体の若さを保つための原則です。

「老化は血管からはじまる」などといわれますが、それは目も同じ。

そこで、今注目を集めているのがコラーゲンです。

ぷるぷるの美肌づくりなど、アンチエイジングの特効薬として知られるコラーゲンは、皮膚や骨、血管、内臓、そして眼球にも含まれるたんぱく質の一種。みなさんの体をつくるうえで、大切な役割を担っています。

たとえば、糖尿病の合併症である網膜症になった患者さんの眼球を調べると、毛細血管がぼろぼろにこわれてしまっています。細かく入り組んだ血液の通り道が閉ざされてしまうため、血が通わなくなり、失明のリスクも高くなります。

そこで、コラーゲンなのです。

つぶれた血管を再構築するには、材料となるコラーゲンが必要です。他にも、コラーゲンが不足すると関節の痛みや肌の老化や白髪など、体のあちこちに支障が出るので、意識してとっていくといいでしょう。

コラーゲンが豊富な食べ物には、**鶏の手羽先、豚足、牛スジ、フカヒレ、うなぎ、くらげ**などがあります。日常的にとりづらいものが多いのですが、手羽先をベースにした野菜たっぷりのコラーゲン鍋などはいかがでしょうか。

世間では「コラーゲンをとっても、体内でアミノ酸に分解されるから、あまり意味はない」という医者もいますが、コラーゲンの摂取で目の疾患が好転した症例が報告されていることも事実です。

ですから、積極的にとればよい結果が期待できるのではないかと思います。ただし、コラーゲンが体内で作用するには、ビタミンCが必要といわれていますので、**ビタミンCも同時に摂取するのが有効**です。

◎アントシアニンとルテイン、DHAにも注目

目にいい食品として、**ブルーベリー**や**アサイー**などはよく知られています。最近は、**マキベリー**なども注目されています。

これらに多く含まれる色素成分**「アントシアニン」**が、目の働きを助け、眼球内の血流改善に役立ってくれるのです。

アントシアニンは、ポリフェノールという植物成分の一種で、赤ワインに含まれるポリフェノール成分も血流改善に効果的です。適量を飲めば、血の巡りがよくなり、動脈硬化の予防にもなります。

他に、**ホウレンソウやブロッコリーなどの野菜に含まれる色素成分「ルテイン」も目にいい栄養素の代表格です。**抗酸化作用が高く、紫外線から目を守る力もあるので、白内障、緑内障、加齢黄斑変性症といった目の疾患の予防に適して

います。

そしてもう一つ、脳に効くと評判の「DHA（ドコサヘキサエン酸）」もおすすめです。ＤＨＡは、イワシ、サバ、アジなどの青魚に多く含まれる脂肪酸の一種ですが、実はこれ、網膜に多く含まれる成分なのです。

習慣的にとっていると、網膜とつながっている視神経と脳の連携がスムーズになります。

食事では充分にとりづらいという方は、サプリメントなども併用しながら、目の栄養をきちんと補給するとよいでしょう。

以上、睡眠から食事までご紹介しましたが、これらを全身の血行促進のために、お役立ていただきたいと思います。

朝起きてから夜寝るまで、毎日の生活をトータルで見直せば、体質が根本から改善され、目にもよい変化があらわれるようになります。自分の体にいい流れを起こしましょう。

自然治癒力

日頃から薬に頼らない習慣を

◎手術や薬はリスクと隣り合わせ

ここまで、みなさんが本来持っている自然治癒力を最大限に生かした視力回復法について、眼科医としての長年の臨床経験をもとに解説してきました。

しかし世の中には、手術や薬の処方をすすめる医師が多いことも事実です。

そこで、なぜここまで自然治癒にこだわるのか、手術や薬の処方の何が問題と考えているのかを、本章の最後に述べておきたいと思います。

西洋医学を中心にした現代医療で重視されるのが「エビデンス」です。

エビデンスとは、科学的な証拠、根拠といった意味です。医学生は、教育現場で徹底的にこの考え方を叩き込まれるので、

「エビデンスが証明されない方法は認められない」

が口グセの、ちょっと頭の固いお医者さんが多くなってしまうようです。

そして「この病気にはこの薬」という公式通りに治療をすすめます。胃が痛ければ胃の薬、血圧が高ければ降圧剤という具合です。患者さんもこのやり方にすっかり慣れているので、病院で薬が出ないと物足りなく感じたり、不安になったりするわけです。


こうした現代医療は専門性が高く、いい面もたくさんありますが、データ重視で画一的になりがちゆえの落とし穴もあります。

同じ病名の患者さんは、AさんもBさんも治療法は基本的に同じなので、年齢や体質による差異がどうしても治療効果にあらわれることになります。

東洋医学では、「同病異治」「異病同治」という言葉があるように、病状が同じでも違う漢方薬が効き、違う症状なのに同じ漢方薬で治るということはいくらでもあります。

病気の原因をつくったのは患者さん自身で、１００人いれば１００通りの原因があります。

それを画一的な治療で治そうというのは、どうしても限界があるのです。

眼科でいうと、レーシック手術などは、諸刃の剣です。

そもそも、レーシックとは、近視などの屈折異常を矯正するために角膜の中央部をレーザーで削る手術ですが、術後にドライアイが悪化したり、感染症にかかるなどのトラブルが少なからず報告されています。

とくに、**老眼が前面に出てくる40歳以降はピント調節機能の衰えなどから、かえって老眼の症状が強く出るようになるなど、患者さんが後悔するケースがよくみられます。**ですから、30代後半以降の方には、この手術はあまりおすすめしていません。

◎ステロイドは使い方を誤ると、白内障を引き起こす

薬の副作用といえば、眼科以外の治療で使った薬が、思わぬ形で目に悪影響をおよぼすこともあります。

たとえば、若くして白内障になる方によくみられるのが「ステロイド白内障」です。

ステロイド剤は、抗炎症薬としてアトピー性皮膚炎などの治療に用いますが、使い方を誤ると害にもなり、その事例の一つがステロイド白内障なのです。

以前、20代後半の男性の患者さんが「最近、目が見えづらくなった」と来院されたときのことです。さっそく診察してみると、白内障になっていることがわか

りました。

水晶体の濁り方を見てすぐにピンと来たので、

「ステロイドという薬を使っていませんか？」

と尋ねると、今まさに使用中とのこと。

ステロイド白内障は、加齢による白内障とは水晶体の濁り方がちょっと違うので、一見してわかります。

この患者さんは、皮膚に炎症があらわれ、ステロイド外用薬を塗りはじめたそうです。ただし、それほど重い症状ではなかったため、病院には行かず、薬局で市販薬を購入して1本まるまる使い切り、受診時は2本目を使っている途中とのことでした。

指先に市販薬を塗った程度でも白内障になると聞けば「まさか」と思われるかもしれませんが、見方を変えれば、それほど強い薬が町の薬局で日常的に入手できる状況があるということです。

もう一人、高校生でステロイド白内障になった患者さんは、幼少の頃にアトピー性皮膚炎を発症し、処方されたステロイド軟膏を長年使い続けていました。クリニックを訪れたのは、視力が低下してコンタクトレンズが必要になったためでしたが、診察してみると、ステロイド白内障になっていることがわかりました。高校生なのに白内障が進んでいるなど、まさか本人も家族も考えもしなかったでしょう。

その後、ステロイドの使用をやめて経過を見ると、次第に肌の調子も目の具合も改善されていきました。やがて0・7程度だった視力は1・0まで回復し、白内障による見え方の異変も気にならなくなったそうです。

白内障で一度濁った水晶体を元に戻すことは難しくても、薬をやめて正しい方法で目のケアを続ければ、進行を止めることはできます。大事に目を使っていけば、年を重ねても白内障の再発は予防できるのです。

人間の体はパーツごとに構成されているかのように思われるかもしれませんが、

実際にはひと続きでつながっていますから、薬の害はどこにあらわれるかわからないのです。

投薬を全否定するつもりはありませんが、リスクがあることも理解したうえで、処方を受ける必要があるのではないかと思います。

◎薬で症状を抑えても、病の根本は治らない

どんな薬にも副作用はあります。

もちろん薬は使い方次第で症状をぴたっと消すことができますが、「治った」ように見えても、**実際は症状を「抑えた（止めた）」にすぎません。**

つまり、**根っこにある血流不足などの問題を改善しないかぎり、根本からはよくなりません。**

医者には、患者さんの苦痛を取り除く役割がありますが、必要以上のおせっか

いを焼いて、害を与えるようなことがあってはいけません。そこで、どうしても必要なとき以外は薬を使わない治療をすすめています。

疲れ目のときに、眼科でよく処方する薬といえば目薬（点眼薬）があります。目薬は誰もが手軽に使っている薬ですが、病院で処方されたものであれ市販のものであれ、だらだらと長期間使うことは、あまりよろしくありません。

眼科医がよく処方する点眼薬は、主に毛様体筋の緊張をとる成分が入った散瞳剤です。目を酷使したときにこれを使うと即効性がありますが、そのまま使い続けると、かえって神経の受容体を疲弊させるなどして、害になる可能性もあるのです。

では、どうしても目薬が必要な人とは？

もちろん、日常生活に支障が出るほどの目の疲れ、乾き、かすみなどの症状がある人は、医師と相談のうえ目薬を使ったほうがいいでしょう。

ただし、できるだけ早く薬を手放せるよう、目の環境を改善したり、本書でご紹介してきた視力回復メソッドなどを併用することが条件です。

第4章

白内障・緑内障・加齢黄斑変性症の発見・予防にも！

【検査シート付】「はかるだけ」で脳が活性化、目がどんどんどんよくなる！

「はかるだけ！」でなぜ、視力が戻るのか

◎目と脳の関係を利用した効果的な方法

本書の最後にとっておきのメソッド **「はかるだけ！ 視力回復法」** をご紹介します。

このメソッドは、老眼はもちろん、近視や疲れ目、白内障、緑内障など、高齢者からお子さんまで、確実に効果を感じることのできる、画期的で新しいメソッドです。

誰でも自宅で安心して取り組めます。

人の手を借りずに **「あなた自身で視力をはかる」** ところがポイントです。

「でも、視力をはかるだけで本当に目がよくなるの⁉」

そう思った方もいらっしゃるでしょう。

ご安心ください。もちろん本当です。

「はかること」を習慣にして自分の目に意識を向けていると、**落ちた視力を取り戻す力、そして、それを維持する力が共に高まり、視力が実際に回復していくの**です。

これは、長年診療や指導をしてきた中での臨床経験から、確証も得ている事実です。

不思議なようですが、これは「目」と「脳」の密接な関係によります。

◎こうして落ちた視力が戻る！

では質問ですが、あなたがいちばん最近、視力をはかったのはいつですか？

それは、どこではかりましたか？

ほとんどの方は、健康診断や眼科を受診したときに専門医に「はかってもらった」のではないでしょうか。ところが、年に数回程度の検査だと、気づかないうちに視力低下を招きやすいのです。


自分の目のことが正確にわからなければ、よくすることもできません。

そこで私がおすすめしているのが、**顔を洗ったり歯を磨いたりする感覚で、気軽に視力をはかり、目のケアを習慣にすることです。**

ここが「はかるだけ！　視力回復法」の〝最大のキモ〟です。


「はかるだけ」と聞いて、以前テレビ番組等で話題になった「はかるだけダイエット」を連想した方もいらっしゃるかもしれませんね。

はかるだけダイエットとは、毎日体重をはかって記録する方法で、「確実にやせられる」と評判です。

成功するいちばんの理由は、心（脳）に働きかけて「やせよう」というモチベーションを上げられることです。さらに、体重の変動を毎日のようにチェックしていると、少しの増量でも食べすぎに気をつけるようになり、結果的にやせられるのです。

実は、自分で視力をはかっても、同じことが起こります。

視力というのは、実は変動していて一カ月や一週間はもちろん、一日の中ですら違いがあります。

朝方がいちばん視力は冴え、夜になって体が疲れてくると目も見えづらくなります。

このことは、とくに40歳を過ぎて老眼を意識しはじめた方ほど実感されているのではないでしょうか。

目を酷使するパソコン作業の前後などでも変わります。

この小さな揺れを観察していると、「目をよくしよう」というモチベーションが上がります。

＊はかる

↓

＊「目」をよくしようと「脳」が働き出す

↓

＊脳と体が「目にいいこと」を勝手にはじめる

↓

＊視力回復

この流れをうまくつくれば、視力は回復できます。

また、視力低下や目の病気は、視力の微細な揺れをくりかえしながら下降線をたどった結果です。

たとえば、目を酷使する生活が続けば、視力は下にブレる頻度が多くなるでしょう。それが積み重なれば、視力低下は免れられなくなります。

逆にいえば、**小さなブレの段階で戻しておけば、長期的な変動は起こりづらくなります。**

下がった都度、目にいい生活をしてすぐ元に戻すクセをつけておけば、いい状態を長くキープできるのです。

＊はかる
←＊目の不調に早く気づく
←＊簡単に回復
←＊目の深刻なトラブルも予防・改善できる

老眼も、近視も、白内障などのさまざまな目の病気も、発見が早ければ早いほど、簡単によくなりますが、すでに視力低下が進んでしまったという方、「もう手遅れなのかも……」と悲観するにはおよびません。多少時間はかかっても、落ちた視力は戻せます。

本書では、一般的な視力検査表のほかに「老眼」「加齢黄斑変性症」「白内障」「緑内障」を早期に発見できる、計5つの「検査シート」を巻末につけました。

使い方はこれから詳しくご説明しますが、この検査シートで見え方をまめにチェックしていると、普段から目の使い方に気をつけるようになり、「よくなろう」という意識も格段に上がります。

そして、病院に駆け込む前に視力低下にストップをかけられるようになります。

視力を自分ではかってみよう！

ここからはいよいよ、「はかるだけ！　視力回復法」メソッドの実践に入ります。
巻末につけた「検査シート」①～⑤を切り取り、手元にご用意ください。
これらは、あなたの今の視力や目の状態を把握するための検査用紙です。

検査シート①〈一般用（遠くの見え方がわかる）〉視力表
検査シート②〈老眼用（近くの見え方がわかる）〉視力表
検査シート③〈加齢黄斑変性症〉
検査シート④〈白内障〉
検査シート⑤〈緑内障〉

①〜⑤の検査シートを使うと、近視や老眼による視力の低下、加齢黄斑変性症、白内障、緑内障の3つの眼病があるかどうかをセルフチェックできます。

これらは、家庭用としてどなたでも簡単に使えますが、より効果を上げるために、いくつか注意点があるので、はじめに整理しておきましょう。

◎巻末につけた〈検査シート〉で
セルフチェックしよう！

検査シート①
〈一般用〉視力表

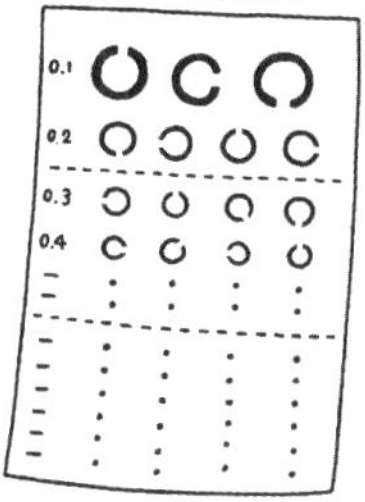

検査シート②
〈老眼用〉視力表

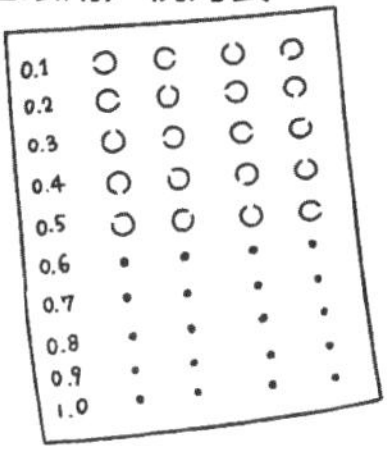

検査シート③
〈加齢黄斑変性症〉

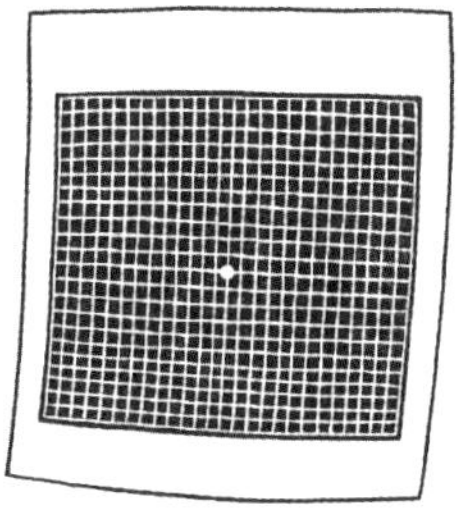

検査シート④
〈白内障〉

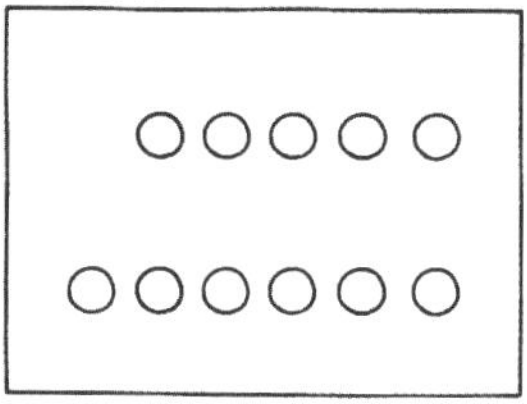

検査シート⑤
〈緑内障〉

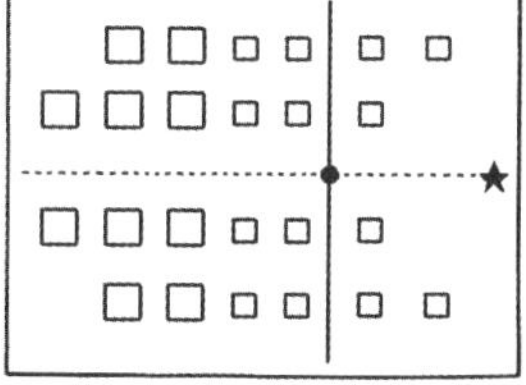

検査シートを使うときは、ここに注意！

◎時間帯によって視力は変化する

先ほども述べたように、目の見え方は一日の中でも波があり、睡眠をとって疲れが取れた朝はいちばんよく見え、夜に向けて徐々に低下するという流れがあります。そこで、日々の視力の変化を知るなら、同じ時間帯にはかったほうが正確にわかると思います。

患者さんには、**視力がクリアな「朝」に、はかることをおすすめしています。**

朝ごはんを食べながら、歯を磨きながら、トイレに入りながらの〝ながら〟でいいのです。慣れてくれば30秒もあればできるはずです。

使い方の応用として、いろいろな時間帯にはかってみて、いつどんなときに見えやすいか、あるいは見えづらくなるか、観察してみるのもいいでしょう。朝と夜の視力の違いも、実際に試してみればよくわかります。

他にも、「今日は本や新聞の文字が見づらい」など、異変を感じたら、その都度はかってみるなど、あなたのアイデアで検査シートを有効に活用してください。

◎すべて試してから必要なシートを選ぶ

5種類の検査シートは、毎日使う必要はありません。

たとえば、**近くを見る視力が0・5以下に落ちていたら、検査シート①の一般用と検査シート②の老眼用の両方を使うようにします。**

老眼がはじまると近くにも遠くにもピントが合いづらくなるため、2タイプの視力表でチェックし、視力の低下を見逃さないようにしましょう。

また、②の老眼用の視力表で0・7が見える人は、近くの見え方は今のところ健康、と判断できます。その場合は、①の一般用の視力表を主に使い、ときどき老眼用もチェックするという使い方が適しています。

若年者や子どもは①の一般用の確認だけでもよいでしょう。

30代以降の大人の方であれば、まずは5種類をひと通り試し、その結果から、今のあなたの目に必要な検査シートを選んでください。

◎歯を磨くように視力をはかる

はかるペースは、できるだけまめに。歯を磨いたりお風呂に入る感覚で、毎日のように目をチェックしていると、視力回復のスピードも速くなります。

脳は、同じ動作を繰り返すことで強くインプットされ、**「目をよくする」という命令がしっかり刻み込まれる**からです。

◎姿勢を正してリラックス

視力をはかるときは、姿勢を正し、体の力を抜いてください。

人の体が充分に力を発揮できるのは、リラックスして全身に余計な力が入っていないときです。正しい姿勢をとると、筋肉に余計な緊張がかからず、リラックスすることができるのです。

先ほども述べたように、目は体の一部です。

目のまわりだけでなく、全身をリラックスさせることで、正しい視力をはかることができます。

◎両目でも片目でもはかってみる

通常、視力検査は片目ずつはかりますが、**検査シート①〈一般用〉と②〈老眼用〉の視力表を使うときは、まず両目で見え方を確認し、次に片目ずつでもはかるという手順がおすすめです。**

目は左右で補い合って見るので両目を使ったほうが見えやすく、片目だと見えづらくなっています。その違いをまずは2通りのはかり方で観察してみましょう。

慣れてきたら、はじめから片目ずつにしたり、両目を主にしてときどき片目ずつはかるなど、あなたがやりやすい方法にアレンジしてかまいません。

以上の注意点を頭に入れたら、さっそく5パターンの「はかる！」をすべて試してみましょう。

検査シート①〈一般用〉の視力表――遠くの見え方は？

巻末につけた5種類の検査シートのうち、まず**「検査シート①」は、一般的な視力検査でもおなじみの検査表を家庭用にアレンジしたもので、遠くの見え方がわかります。**「ランドルト環」というC字型のリングの向きを識別するやり方で、この表では0・1から1・0までの視力がはかれるようになっています。

視力をはかる際は、眼鏡、コンタクトレンズは外し、まず裸眼で検査します。

3メートル離れた場所に立ってはかりますが、裸眼でいちばん大きな指標0・1が見えないときは、はかる距離を短くします。距離を半分にして0・1が見えれば実際は、「0・1〜2」で0・05となります。

たとえば、視力が0・3以下になると、お子さんの場合、教室の前方の席でも黒板の文字が見えづらくなることがあり、学習に支障をきたすレベルです。0・7以下だと、教室の後方の席に座ったときに、黒板の文字が見えづらくなることがあります。

普通自動車運転免許の取得には、片目で0・3、両目で0・7以上が必要ですが、このレベルなら、裸眼でどこに何があるかは問題なく認識できます。1・0以上の視力があれば、仕事や学習に支障はありませんが、遠視などが隠れている場合があるのでご注意を。

正確な視力をはかりたいときや、目が疲れやすいなどの症状があれば、眼科で詳しい検査を受けてください。

また、二重に見えたり、視野が欠けるなどの見え方の異変に気づいたら、目の病気の疑いがあります。**さらに③〜⑤の検査シートを使って確認し、気になる場合は自己診断せず、やはり病院で検査を受けましょう。**

【〈一般視力〉検査の進め方】

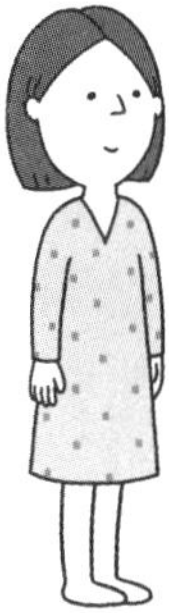

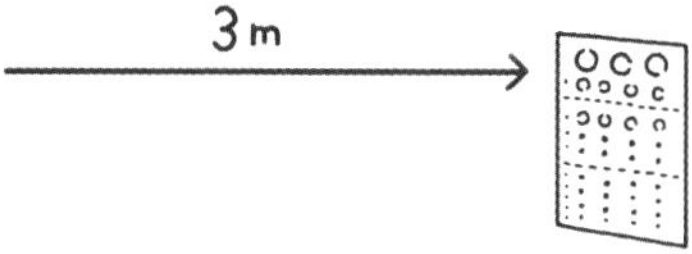

1. ①の視力表を明るい部屋の見やすい壁に貼り、そこから3m離れた場所に立ってください（椅子に座った状態でもかまいません）。

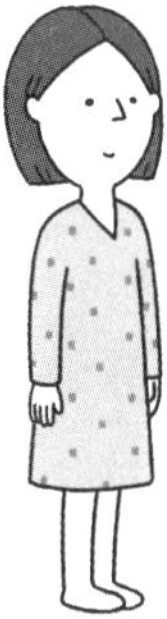

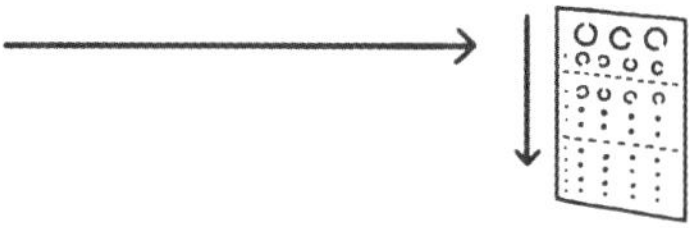

2. まず両目で。上から下へ、C字の切れ目の方向を「↑、→、↓、←」とチェックします。
目を細めずに見える最小の大きさがわかったら、左側の数値を見てください。それが、今のあなたの視力です。

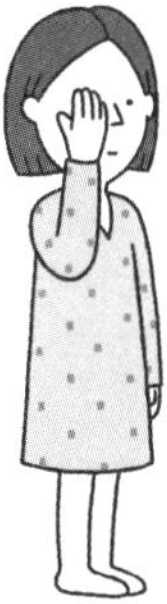

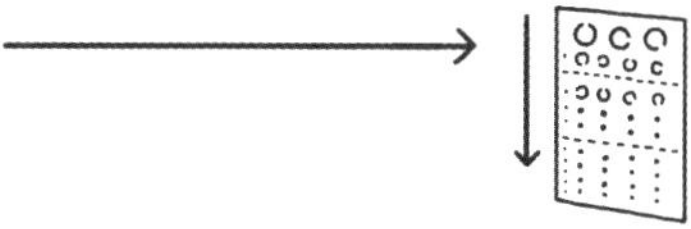

3. 両目の測定が終わったら次は片目で。片方の目を手でおおい、もう片方の目を両目のときと同じように検査します。左右それぞれについて、検査しましょう。

検査シート②〈老眼用〉の視力表
——近くの見え方は？

今度は検査シート②を使って、近くの見え方をチェックしましょう。

この検査では、あなたの老眼の進行度がわかります。

検査シート①でいい視力数値が出たとしても、40歳を過ぎた方や、目を酷使している方は、近くが見えづらくなっている可能性があります。

また、今は問題がなくても、たとえば一週間に一度など、定期的にチェックしたほうが安心です。目の老化は20代からはじまっているので、若い方も一度は試してみてください。

近くの見え方をはかる際も、眼鏡、コンタクトレンズは外し、まず裸眼で検査します。ただし、普段、眼鏡やコンタクトを使用している方で、裸眼だとかなり見づらいようなら眼鏡などをかけてもらってもかまいません。

②の視力表を30~40センチ離し、その日の気分で、左右の列を自由に移動しながら検査していきましょう。

同じ距離を保ったままで見える最小の大きさがわかったら、左側の数値を見てください。それが、今のあなたの近距離の視力です。

0・7が見えれば、今のところ近くを見る視力は問題なしと判断できます。0・7以下だった人は要注意。0・5でも新聞を読むのにさほど不自由はありませんが、さらに下がると次第に見えづらくなってきます。

下にいくほどランドルト環は極小になっていくので、検査表の裏面にある解答表と照合しながら自分の視力をチェックしてください。

一般に老眼鏡が必要とされるのは、0・3~0・4あたりからといわれています。

老眼用の視力表は、0・1までですが、それが見えないようでしたら、0・1が見える位置まで視力表を近づけたり離したりしてください。離して見やすくなるようなら、老眼の可能性が高いでしょう。強度の近視の人は近づけないと見えないかもしれません。

また、〈老眼用〉視力表のもう一つの使い方として、いつも確認する指標を同じものにして、見える距離の違いをはかるという方法もあります。視力表に目盛りをつけたヒモやメジャーなどをつけるといいでしょう。

【〈老眼〉検査の進め方】

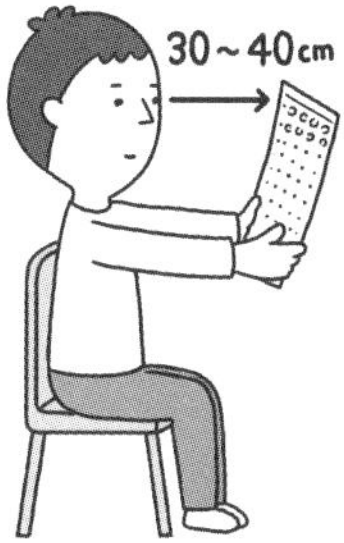

1．②の視力表を目から30～40cm離してください。机の上に置いても、手で持ってもかまいません。**いつも一定の距離ではかりましょう。**

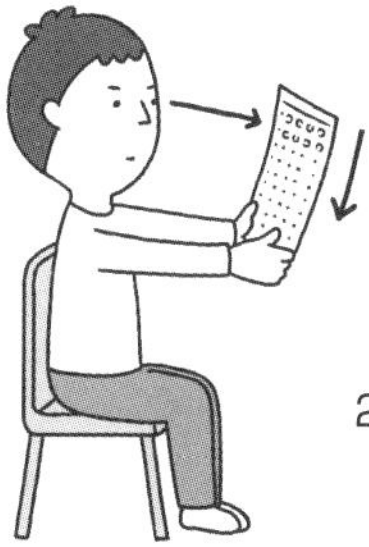

2．まず両目で。上から下へ、順にランドルト環の向きを「↑、←、↓、→」と、チェックします。

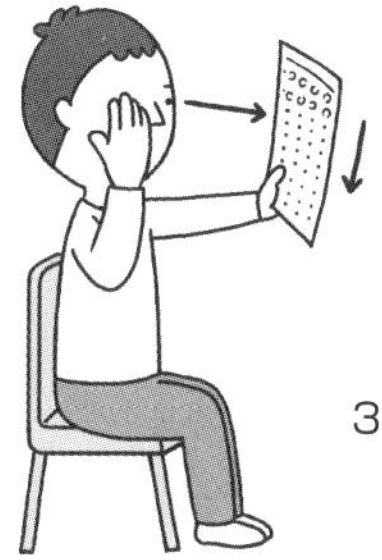

3．次に片目で。片方の目を手でおおい、もう一方の目も、両目のときと同じように検査します。左右それぞれについて、検査しましょう。

＊部屋の明るさは、本を読むのに必要とされる400～800ルクスが適当です。60ワットの電球から約30cm離れたところの明るさが、だいたい500ルクスとなります。

検査シート③〈加齢黄斑変性症〉――ゆがんで見えたら注意

検査シートの③は「アムスラーチャート」とも呼ばれ、「加齢黄斑変性症」の疑いがあるかどうかを発見できるシートです。

次ページの［検査の進め方］を見ながら、左右それぞれチェックしましょう。まず裸眼で検査してみて、見づらければ眼鏡をかけてください。

格子がゆがんで見える、一部が欠けて見える方は、要注意！　加齢黄斑変性症の疑いがあります。眼科の受診をおすすめします。

このシートで問題がなくても、気になる点があれば、眼科で検査を受けましょう。また、最低でも月に一度など定期的にチェックし、早期発見を目指しましょう。とくに40歳を過ぎた方は、まめなチェックを。

【〈加齢黄斑変性症〉検査の進め方】

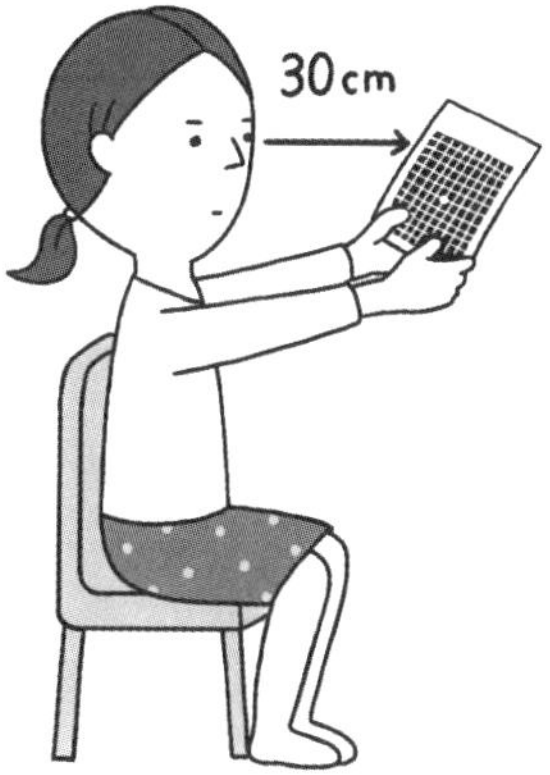

1. ③の検査シートを30cm離して持ちます。

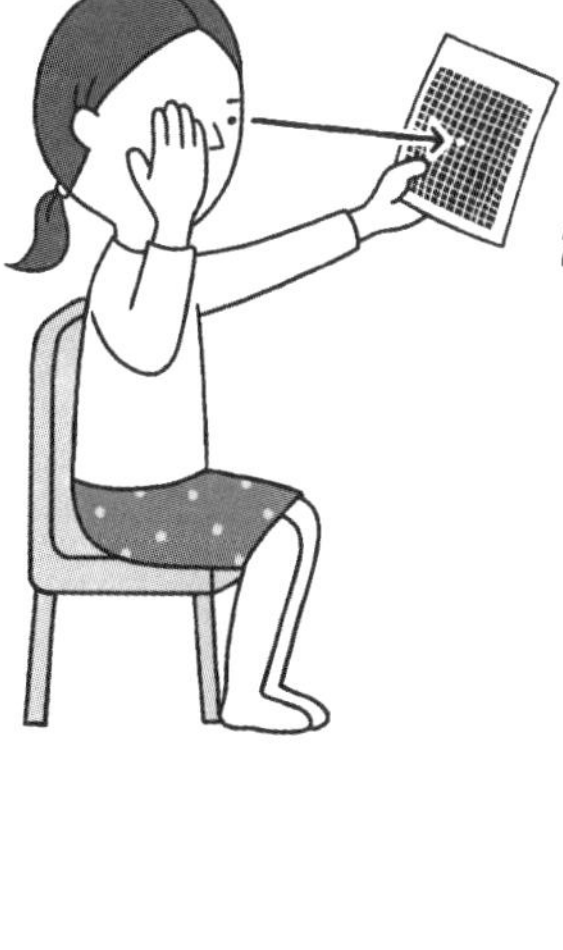

2. 片目をおおい、左右交互にチェックします。検査シートの中央の白い点を見てください。
   - すべての線がまっすぐ見えますか？
   - 欠けて見えるところはありませんか？

検査シート④〈白内障〉——水晶体が濁るとものがかすむ

④のシートは「白内障」を発見するための検査シートです。

次ページの［検査の進め方］を見ながら、左右それぞれの目について、チェックしましょう。まず裸眼で検査してみて、見づらければ、眼鏡をかけてください。

④のシートを30センチ離して持ち、上段の文字が0～2個しか見えない、または下段の文字が0～2個しか見えない場合は要注意！　白内障の疑いがあります。

レンズの役割をする水晶体が濁っていると、目がかすんで見えづらくなることがあるので、眼科を受診することをおすすめします。

この検査で問題がなくても、視界が霧がかったようにかすんで見える、ぼやけ

【〈白内障〉検査の進め方】

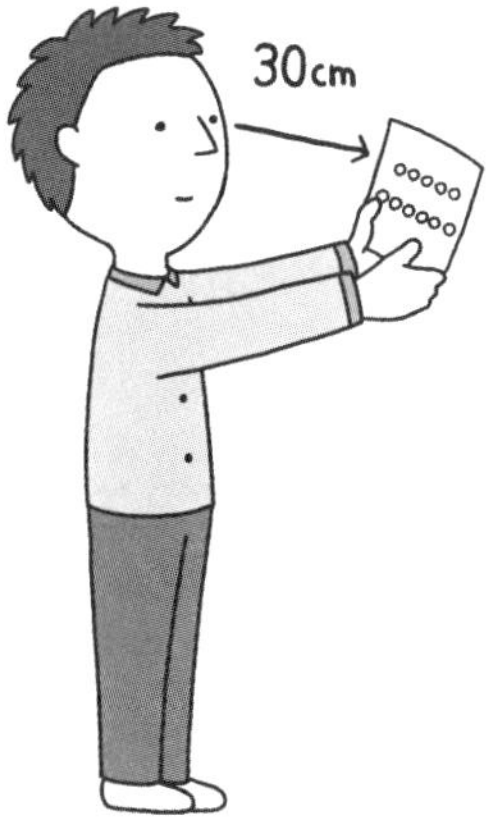

1. ④の検査シートを30cm離して持ちます。

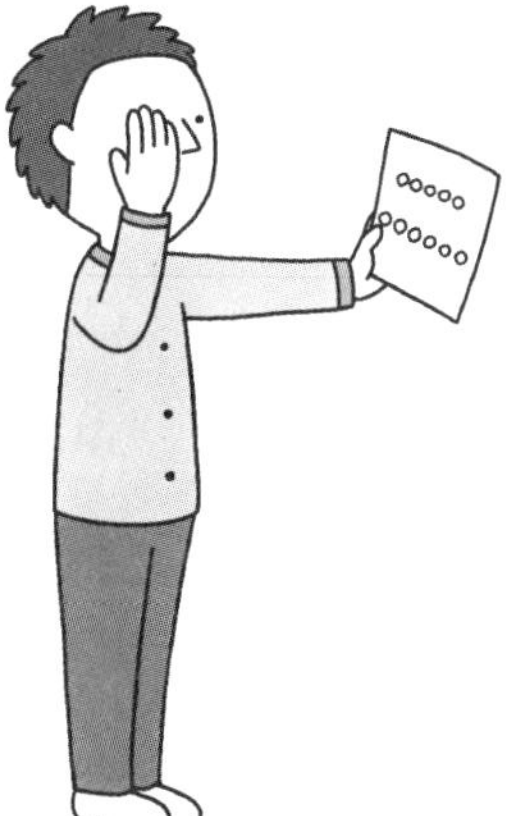

2. 片目をおおい、左右交互にチェックします。
   - ・右目で見たとき、上段の文字はいくつ見えますか？
   - ・左目で見たとき、下段の文字はいくつ見えますか？

て見える、二重三重に見える、3～4メール離れた人の顔がわかりづらくなった、光がまぶしく感じる、急に視力が低下した、眼鏡を変えても視力が矯正できない、老眼鏡をかけても新聞などの文字が見えにくい……など気になる症状があれば、やはり眼科で一度検査を受けておくことをおすすめします。

初期の白内障は老眼と勘違いしやすいので、充分気をつけてください。

また白内障は、初期の状態のまま、まったく症状が進まない人から、1年ほどであっという間に見えなくなる人まで、進行の度合いはまちまちです。

気になる症状があった人は、早めに眼科を受診してください。

検査シート⑤〈緑内障〉——視野が欠けていないか？

⑤は「緑内障」を発見するための検査シートです。

187ページの「検査の進め方」を見ながら、左右それぞれの目について、チェックしましょう。まず裸眼で検査してみて、見づらければ眼鏡をかけてください。

記号が読み取れないところがある、上下の□や記号の見え方が異なる場合は、要注意！　緑内障が進行している可能性があります。眼科を受診することをおすすめします。

普段、両目で見ていると気づきにくく、放っておくと失明の危険もある病気なので充分注意してください。

他に、目を酷使しなくても疲れる、急に視力が下がった、目や頭に痛みがある……など、気になる症状があれば、やはり眼科で一度検査を受けておくとよいでしょう。

今のところ問題がなければ、この検査シートで月に1回、定期的にチェックしましょう。

とくに40歳を過ぎた方はまめなチェックを。

最近は、視野検査以上に早期発見が可能な検査として、OCT（光干渉断層計）検査というものもあります。

これは、視野に変化があらわれる前に、網膜が薄くなっている状態を早期に発見することができるすぐれものです。

実際、視野障害を自覚する段階になると緑内障はかなり進んでいる場合があるので、普段から少しでもおかしいと思った人は、眼科を受診してください。

【〈緑内障〉検査の進め方】

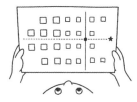

1．最初に右目のチェックをします。⑤の検査シートの★印が右側にくるように手に持ちます。

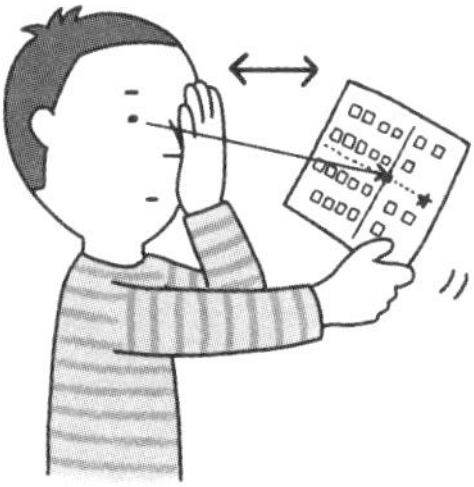

2．左目をおおい、右目で●印を見ながらシートを前後にゆっくり動かし、★印が盲点に入り視界から消える位置でシートを止めます。
・横線をはさんだ、上下の黄色い□の中にある記号の見え方は同じですか?
・上下どちらかで、見えにくいところはありませんか?

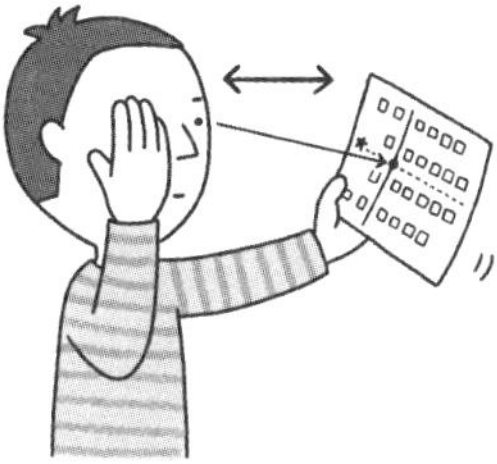

3．次に左目をチェックします。検査シートを逆さにして、★印が左にくるように持ちましょう。右目をおおい、右目と同じ要領で確認してください。

＊老眼が進んでいる人で、シートを顔に近づけるとピントがぼやける場合は、シートを拡大コピーしてお使い下さい。

さて、5パターンの見え方チェックの結果はいかがでしたか？

近視、老眼、3種の目の病気、すべてクリアできたら、今のあなたの目は良好といってよいでしょう。

一方、どれか一つでも気になる点があった方、早期発見できたことは幸いです。必要があれば病院でも検査を受けましょう。

くりかえしになりますが、大切なのは、「はかる！」を習慣にすることです。

5パターンの検査シートのうち、日常的に使うのは、老眼の人は〈老眼用〉〈一般用〉の視力表を併用しましょう。
③〜⑤の検査シートで異常があった人は、眼科も受診しながら、ときどきこのシートでチェックしてください。
一つ、30秒もあれば充分検査できます。

今日から1日30秒は、自分の目と向き合う時間をつくりましょう。


（了）

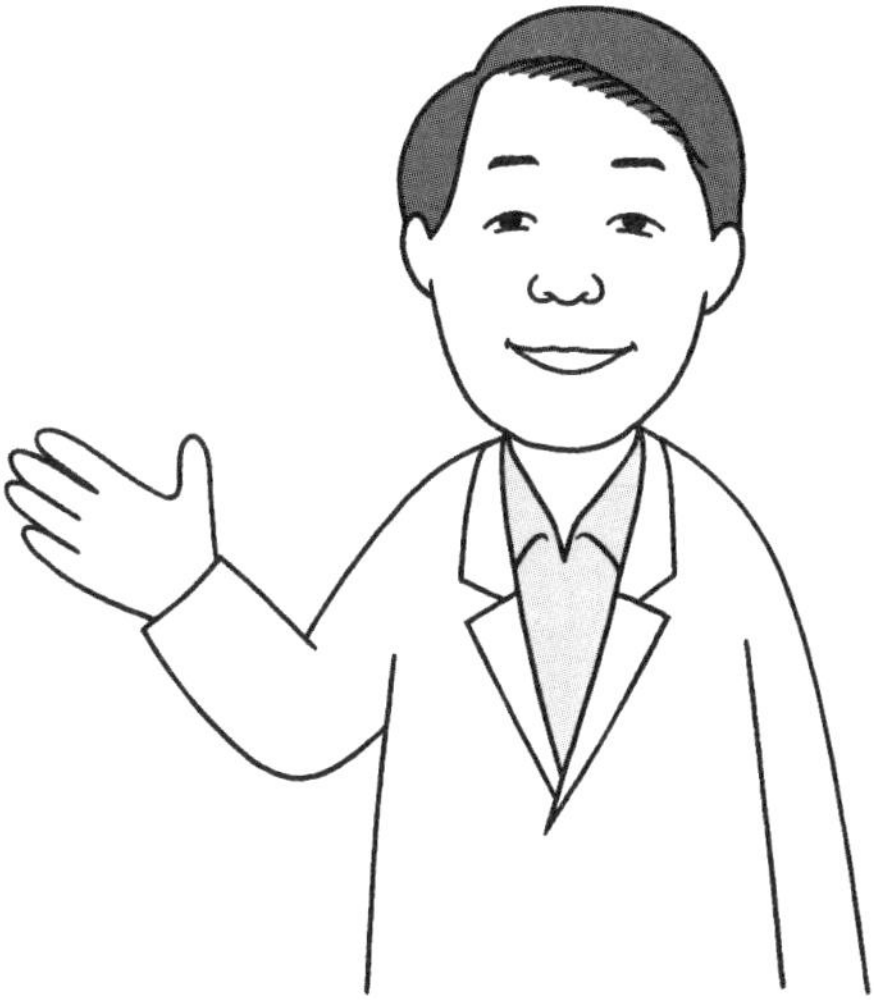

本書は、小社より刊行した単行本『たった30秒「はかるだけ！」視力回復法』を、加筆、改筆、再編集のうえ改題したものです。

本部千博（ほんべ・かずひろ）

眼科・統合医療 ほんべクリニック院長。日本ホリスティック医学協会顧問。

1985年、岐阜大学医学部卒業。協立総合病院で研修後、内科医として勤務。

1989年、岐阜大学医学部眼科学教室に入局。

2005年、名古屋で「ほんべ眼科」を開業。2018年より医院名を「眼科・統合医療 ほんべクリニック」に。

「老眼や近視は治せる病気である」をモットーに、独自の視力回復法や生活指導によって、近視化の予防や老眼の進行防止に力を入れている。

また、排毒・解毒法を中心に据えた内科の健康相談なども行なっている。

主な著書に『1日5分！視力がみるみる良くなる本』（三笠書房〈王様文庫〉）、監修に『眼科医が考案！自宅でできる視力回復メソッド』（学研パブリッシング）などがある。

http://www.honbe-clinic.jp/

知的生きかた文庫

1日《いちにち》5分《ごふん》！ 老眼回復法《ろうがんかいふくほう》

著者　本部《ほんべ》千博《かずひろ》
発行者　押鐘太陽
発行所　株式会社三笠書房
〒102-0072 東京都千代田区飯田橋3-3-1
電話03-5226-5734〈営業部〉
03-5226-5731〈編集部〉
http://www.mikasashobo.co.jp
印刷　誠宏印刷
製本　若林製本工場

ISBN978-4-8379-8634-8 C0130